AQUARIUS

AQUARIUS

AQUARIUS

AQUARIUS

Catcher

一如《麥田捕手》的主角，
我們站在危險的崖邊，
抓住每一個跑向懸崖的孩子。
Catcher，是對孩子的一生守護。

陪伴孩子的情緒行為障礙

王意中 臨床心理師

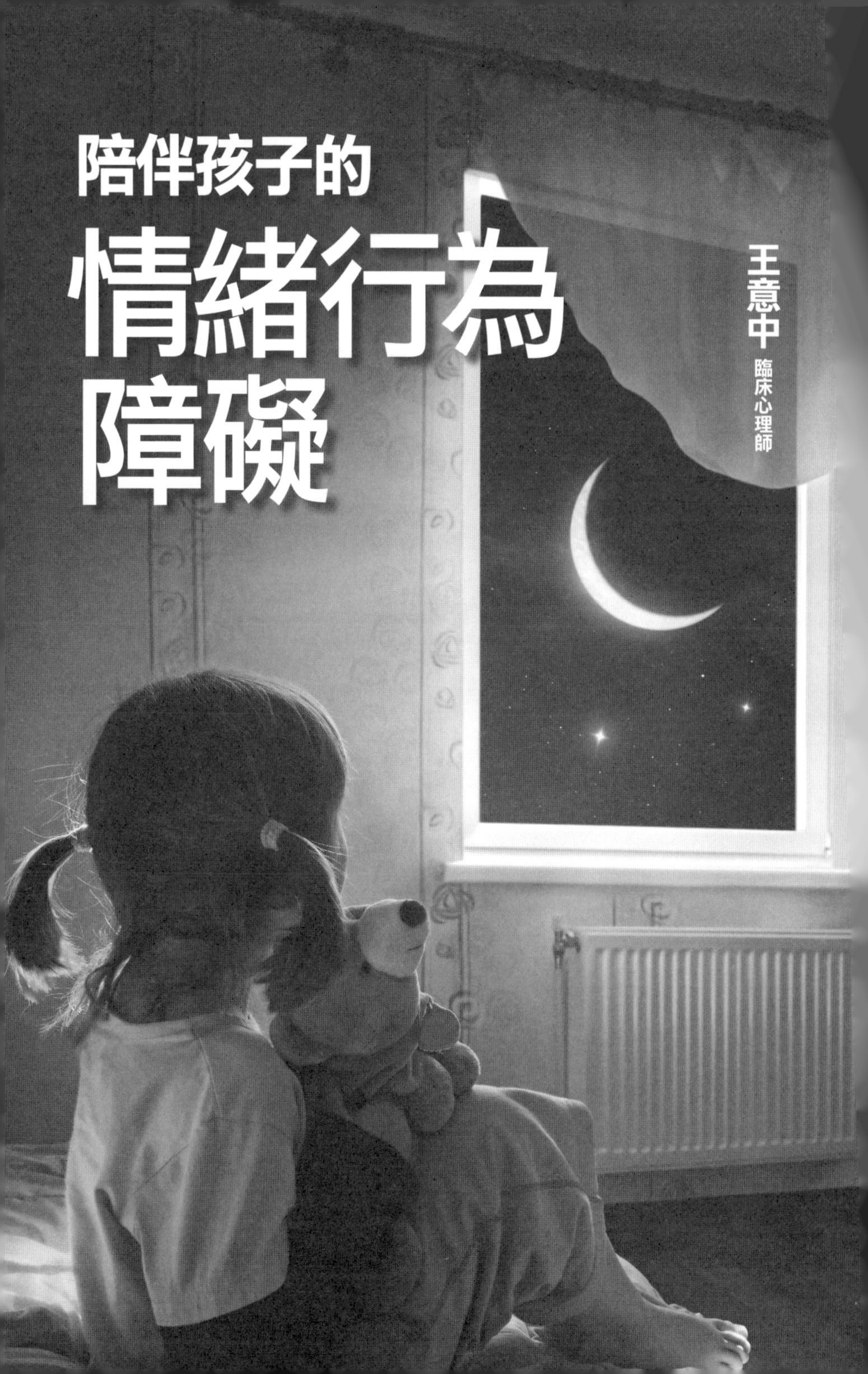

【寫在前面】我為情緒行為障礙寫一本書

這些年來，在校園的演講邀約中，以「情緒行為障礙」[註1]為議題的需求熱度不斷。我一直在思索，這當中所隱含的訊息到底是什麼。

註1：《身心障礙及資賦優異學生鑑定辦法》第9條：
本法第三條第八款所稱情緒行為障礙，指長期情緒或行為表現顯著異常，嚴重影響學校適應者；其障礙非因智能、感官或健康等因素直接造成之結果。
前項情緒行為障礙之症狀，包括精神性疾患、情感性疾患、畏懼性疾患、焦慮性疾患、注意力缺陷過動症、或有其他持續性之情緒或行為問題者。
第一項所定情緒行為障礙，其鑑定基準依下列各款規定：
一、情緒或行為表現顯著異於其同年齡或社會文化之常態者，得參考精神科醫師之診斷認定之。
二、除學校外，在家庭、社區、社會或任一情境中顯現適應困難。
三、在學業、社會、人際、生活等適應有顯著困難，且經評估後確定一般教育所提供之介入，仍難獲得有效改善。

陪伴孩子的情緒行為障礙

後來，在自己的校園輔導諮商、特殊教育服務，以及醫院、心理治療所的臨床實務中，看出了這一切的端倪，找到了答案。

情緒行為障礙的孩子，已超出一般父母與老師所能負荷的程度。當然，深陷其中的孩子們也感到煩惱與痛苦。

第一線老師在班級經營上，實際遇到了難以想像的困難。這些孩子讓第一線老師在教學上，感受到很大的挫折、困擾與不知所措的壓力；這些壓力又很自然而然地，回應到家長的身上。

「你的孩子一直講話，動個不停，坐也坐不住，這教我怎麼上課？」

「你的孩子動不動就發脾氣，總是容易和同學起衝突，你教我怎麼辦？」

「他是啞巴嗎？為什麼從開學到現在，我都沒有聽他說過一句話，連簡單的問題都不回答？」

「你的孩子太依賴了，其他人都已經在上課了，他到現在還黏在你身邊，不願進教室。」

「我真的受不了他了，到底要洗多少次的手？」

「他再不來學校上課，如果無法順利畢業，就不要怪我了。」

「他整天苦著一張臉，莫名其妙地流淚，同學們都在抱怨，這讓整個教室變得很沉悶。」

「我發現他常常在自言自語……你的孩子是不是精神方面有問題？」

「你的孩子是什麼態度啊！一點家教都沒有。」

「能不能拜託你的孩子上課不要鬼吼鬼叫。」

「我認為，你的孩子有情緒障礙的問題。」

在校園裡，經常可以聽到老師反映出來這些話。

「我的孩子到底怎麼了？」

「我的孩子真的有情緒障礙的問題嗎？」

「情障到底是怎麼一回事？」

這是許多父母所面臨的疑問與困惑。

「情障」兩個字，是不能承受之輕

在演講過程中，我常常半開玩笑地說：「如果愛生氣等同於情障，那麼我們現場許多大人們也可能都是情障。」

雖然這是一句看似玩笑的話，卻也讓我們以嚴肅的態度來審視，一般校園的老師與父母如何看待「情緒行為障礙」。

但我可以確定的是，愛生氣，絕對不等同於情障；雖然有些情障的孩子比較容易生氣。

我們很容易把愛生氣、發脾氣、歇斯底里、情緒暴躁，讓自己感受到壓力的孩子，以「情障」兩個字來替代。對「情障」兩個字產生標籤化、汙名化，甚至於簡化了，模糊了對情緒行為障礙的認識。

我為什麼要寫這本書？

情緒行為障礙包含的是一個異質性很大的範圍，由不同的疾病、障礙等所組成，例如：注意力缺陷過動症、選擇性緘默症、分離焦慮症、強迫症、社交恐懼症、上台恐懼症、懼學症、憂鬱症、躁鬱症、思覺失調症、對立反抗疾患、妥瑞症，以及伴隨其他持續性之情緒或行為問題等的兒童、青少年。

我希望，透過這本書，能夠帶給讀者對情緒行為障礙的完整認識，讓大家有機會了解，擁有不同的身心特質非其所願。對於伴隨障礙屬性的孩子，清楚他們在情緒、行為、人際、生活、學習等層面所面臨的困擾。為他們找到問題的真正癥結點，避免因為誤解產生不必要的衝突，錯失協助孩子的介入時間點。同時，針對第一線老師在班級經營上遇到的挑戰、父母在親職教養上面臨的困境，以及親師溝通常遇到的問題，提供實際的問題解決策略。

誰適合閱讀這本書？

除了上述孩子的父母，我相信這本書，對於普通班導師、科任老師、資源班老師、心評老師、巡迴老師、特教老師、輔導老師、臨床心理師、諮商心理師、社工師、相關治療師及兒童青少年精神科醫師等醫療人員，以及任何關心情緒行為障礙議題的朋友們，都適合閱讀。

當你是老師，你可以同時閱讀家長的部分；反過來，當你是家長，也可以同時來了解老師的內容——透過交叉閱讀，更全盤地掌握情緒行為障礙的內容。這將有助於親師之間更加了解彼此，對於孩子的輔導及教養，達到最佳的效果與作用。

目錄

第二章 焦慮性疾患

第三章 畏懼性疾患

目錄

第六章 其他持續性之情緒或行為問題

第一章 注意力缺陷過動症

面對過動兒，你真的抱怨夠了！

——善用獎勵，勝過處罰

讓我們試著來看過動兒（Attention Deficit Hyperactivity Disorder，ADHD：注意力缺陷過動症）的一天，同時也自我覺察一下，在對待過動兒時，自己是否也參與了一腳、補上好幾拳重拳，不知不覺地讓孩子的心受了傷。

6:30 a.m. 鬧鐘鈴聲響，覺繼續睡，太陽公公起床，不干我的事。

6:40 a.m. 老媽，「○○○，幾點了還在睡，快起來。」

6:50 a.m. 睡眼惺忪，打著呵欠，浴室刷牙。

7:00 a.m. 老爸用力咚咚咚敲著門，「○○○，動作快一點，刷個牙拖拖拉拉，如果讓我上班遲到，晚上回家你就倒大楣。」

7:30 a.m. 餐桌前，兄弟姊妹催促著，「媽媽，你叫○○○吃快一點，我們上學快遲到了啦！」

7:50 a.m. 校門口，導護老師說：「○○○，衣服也不紮好，書包不要拖地走，走路眼睛在看哪裡？」

8:00 a.m. 教室裡，晨光媽媽說故事。「○○○，你能不能安靜一點，一大早吵吵鬧鬧，能不能讓我好好把故事說完？」

8:40 a.m. 導師問：「○○○，昨天功課寫了沒？數學作業為什麼沒有帶？要說幾次你才能記住？」

8:50 a.m. 鄰座可愛的女同學說：「老師，○○○一直亂動我的鉛筆盒，很討厭耶！」

9:00 a.m. 班上愛打小報告的男同學說：「老師，○○○在坐兩腳椅。」「老師，○○○在玩橡皮擦，上課沒有注意聽。」

9:20 a.m. 教室外的走廊上，隔壁班同學罵：「你是不是沒長眼睛？路那麼寬，你為什麼撞我？」

10:40 a.m. 換手——輪到科任老師。「○○○，沒叫到你，你就安靜行不行？別老是講不聽。」

11:30 a.m. 自然課分組。「老師，我不要跟〇〇〇同一組，每次和他同組都被扣分。」

12:00 noon 午餐時間，導師說：「〇〇〇，吃個飯能不能坐好。等一下記得要吃藥。」

1:00 p.m. 午睡時間，導師說：「〇〇〇，你能不能趴好睡覺，不要吵到別人。」

3:00 p.m. 打掃時間，又是那個愛告狀的男同學，「老師，〇〇〇亂丟粉筆，黑板沒擦乾淨。」

3:50 p.m. 放學前，導師罵：「〇〇〇，聯絡簿怎麼還沒抄？想不想回家啊！」

4:30 p.m. 安親班導師催促，「〇〇〇，怎麼連這一題也不會寫，動一下腦筋嘛！動作快，沒寫完就不要回家！」

7:00 p.m. 終於回到家，老媽念：「你還在看電視！快點把飯吃完，去洗澡，趕快把功課寫一寫。」

11:00 p.m. 老媽疲憊的聲音，「已經十一點了，你到底要寫到什麼時候？你想不想睡覺啊！」

12:00-6:30a.m. 睡夢中，「木魚生活」精采重播。

6:30 a.m. 鬧鐘鈴聲響，覺繼續睡，太陽公公起床，不干我的事。

木魚生活繼續……

過動兒的木魚生活每日重播，大同小異。面對周遭他人輪流將木魚敲敲敲，你說，過動兒的抗壓性需要有多強？無論是自尊心、自信心、自我意象、自我肯定或自我滿意度，在木魚不斷敲敲敲的情況下，自我感覺不低才怪。

意中心理師說情障：注意力缺陷過動症

注意力缺陷過動症的核心問題，主要來自於自我控制的缺乏，特別是反映在三件事情上：專注力、活動量與衝動控制。

一般而言，**「專注力」影響到學業與日常生活的表現。「活動量大」和「衝動」，則是影響到人際關係、情緒管理，以及班級經營及秩序。**

有些過動兒會呈現出混合型，同時具備了專注力、過動與衝動問題的三合一狀態；有些孩子主要呈現出來是以不專心為主，例如注意力缺陷症（ＡＤＤ）；有些孩子則是以過動、衝動為主要類型。過動與衝動兩者，往往會同時發生。

情緒行為障礙的輔導與教養祕訣

大人與過動兒，切身的無奈

過動兒到底能不能從過去中，學到經驗？

這一點令許多大人納悶：在電玩遊戲上，孩子的打怪經驗值很容易升等、累積，但是回到生活與學習，為什麼他的經驗值卻老是歸零，砍掉、重練，讓自己的失誤總是在原地打轉？

過動兒也很無奈，看似活在當下，樂在其中，然而「衝動」的確讓自己沒有好好想過下一步。

過動兒當然也想要自我控制，但用說的很容易，做起來真的有些困難。「自律」這兩個字，離這些孩子好遙遠，遠得像前方幾近消失的車尾燈，讓他們在迂迴崎嶇的成長路上，苦苦追趕，而且常常錯開道路，任意彎到崎嶇小路，專注力也不知繞到了哪裡去。

對過動兒威脅利誘，有用嗎？

為什麼對於過動兒威脅利誘，都沒有作用？該罵的也罵了，該給的獎賞他也拿了，但是為什麼效果依然有限？這是父母與老師常發出的疑問。

我經常強調一件事：如果過動兒用罵的有用，那今日大概也不會有「注意力缺陷過動症」這診斷的存在。

讓我們來檢視運用獎勵與懲罰時，一般常見的迷思及注意事項，期待孩子能夠增加與維持良好的行為，減少不適當行為出現的頻率。

・清楚的目標設定

開始之前，先清楚自己期待孩子改變的「目標行為」是什麼——先聚焦，愈具體愈好。例如：安靜地坐在位置上，要問問題時先舉手，專注地聽老師講話……以此類推。

當目標設定是「孩子要問問題時先舉手」，這時候，請思考在這個目標行為出現時，我們給予孩子的回饋、反應是什麼？

‧確認「有效」的增強物

由於每個孩子在乎、在意的事物不盡相同，因此，在運用不同的增強物時（例如：社會性增強、物質性增強、活動權利增強、代幣〔積點、積分〕），我們必須清楚地知道對孩子的作用是什麼。比如：當過動兒對於你的微笑很在乎，對於你的當面肯定很在意，這時，社會性增強就能夠發揮作用。

過動兒需要立即性的增強，例如當好的行為一出現，他立即就獲得該有的回饋。這種現象很像打線上遊戲，分數立即顯現。

‧預防吃膩了胡蘿蔔

我們運用增強的原理，透過獎勵的方式，目的在於強化孩子出現我們所預期的行為，並期待這些行為能夠長時間地維持下去。

但是對於孩子來說，獎勵的胡蘿蔔吃多了也會反胃。

以父母最常用的一種方式為例，就是對孩子說：「你功課寫完，我讓你玩手機。」這麼說是期待孩子寫完作業，但是驅動孩子寫作業的動力卻是玩手機。

的確，親子之間甜蜜了一段時間，但緊接而來的副作用就是孩子不斷地討價還價，比如：要求增加玩手機的時間；或者乾脆說他不想寫作業，因為「我現在不想玩手機，所以可以不寫作業」。

施以獎勵，結果卻引發了副作用。長期地使用獎勵，讓我們忽略了把「孩子寫作業」這件事情，拉回到他對自己分內事務的負責或學習的成就感上。

獎勵的消退或變化

要讓獎勵達到應有的效果，不妨這麼做：在進行的過程中，**當孩子的行為逐漸穩定了，這時，便需要將這項獎勵或增強逐漸消退或進行變化。**

例如：原先寫完功課可以玩手機三十分鐘；經過一、兩個禮拜之後，改減少為寫完功課只能玩十五分鐘；甚至於最後寫完功課，什麼獎勵都沒有，因為這本來就是孩子應該盡到的責任。

逐步運用，拿捏增強物的時間、頻率及強度，是一門科學，也是藝術，需要我們不斷演練，並觀察過程中孩子行為的變化，再進行調整與修正。

謝絕威脅

我非常不建議以懲罰的方式來威脅孩子，例如：「要是上課再講話，我就不准你下課。」有些老師會發現偶爾用威脅的方式，似乎能達到短暫的效果——沒錯，但也只能發揮幾分鐘的作用而已。有時孩子心一橫，想著：「既然你不讓我下課，我乾脆就繼續講話。」

前面提到，有些大人認為罵了這麼多次，為什麼都沒有用。在此，我們可以停下來思考：為什麼罵孩子就會有作用？孩子的好行為就會出現？

因為這責罵對孩子來說，發揮了「嫌惡刺激」的效果。比如：孩子非常厭惡被罵，為了迴避被你責罵，索性把不適當的行為移除。

但如果責罵對於孩子不痛不癢，你期待孩子能改變行為，當然就不會發生。

我們要提醒自己，消除不當行為，並不等於好行為就會產生。例如：當過動兒不再說話干擾上課，並不等於他學會了保持安靜；這時，他的行為可能轉向了低頭玩指尖陀螺或滑手機。

在使用獎勵與懲罰之餘，請不要忽略孩子會出現該項行為的背後原因。**避免僅關注行為的表象，而忽略了那看不見的內在認知、想法與動機。**

教室裡，傷害過動兒最深的話

——他們真的不是故意的

面對過動兒，真的不需要多你一個抱怨，他們接收到的抱怨已經沒完沒了。以下是教室裡，過動兒最耳熟能詳，卻也是對他們傷害最深的話。

- 我看你就是故意的。
- 你有沒有吃藥？
- 我看你應該吃藥？
- 為什麼你不吃藥？
- 應該叫你爸媽帶你去看醫生。

陪伴孩子的情緒行為障礙

- 你是過動兒又怎樣？
- 你再不坐好，再不安靜，你就不要下課。
- 我看你就是不專心，不認真。
- 不要再講話了。
- 你到底在幹麼？
- 你到底要我說幾遍？
- 為什麼老是講不聽？
- 難怪沒有人想要跟你玩。
- 你不覺得這麼做，讓人家很討厭？
- 你真的是讓人家很討厭。
- 你有完沒完。
- 教到你，真的是倒楣。
- 為什麼老是考這種分數？
- 什麼時候你才會開竅？
- 我看你就是永遠學不會。
- 我看你以後就差不多是這副德性。

- 誰想要跟你在一起玩？
- 難怪沒有人想要跟你一起玩。
- 誰跟你同一組，誰倒楣。
- 你們不要跟他玩。
- 我看你應該轉到特教班去。
- 好的不學，盡學一些壞的。
- 我根本懶得管你。
- 反正管了也沒用。
- 真的是沒家教。
- 你爸媽到底怎麼教你的？
- 我看你以後出社會一定完蛋。
- 你放學就給我留下來。
- 班長，去找學務主任來。
- 為什麼老是說不聽？
- 我的忍耐是有極限的。
- 你不用跟我解釋。

- 我不想再聽你解釋。
- 過來！為什麼這題又寫錯？
- 錯的題目，給我連續抄五遍。

意中心理師說情障：注意力缺陷過動症

前面的每一句話，其實都是反映教學現場，老師的常見反應。這當中，也隱含了大人內在的想法、解讀事物的看法，以及對於孩子所持的態度。

這些話語的內容很殘酷、很現實，卻也寫實，無形中，對於過動兒來說成為一場現實裡的超負荷，在內心撕裂出傷口。

你可以想像，對於患有注意力缺陷過動症困擾的孩子，他會經歷周遭多少人的批評、指責、糾正、責罵、嘮叨、數落或嘲笑，這樣的心理重擊，沒人受得了。

抱怨真的無用，前面這些話，大人們就饒饒孩子，別再說了，由於ＡＤＨＤ的自我控制問題，用說的對孩子實在起不了作用，他也身不由己啊！

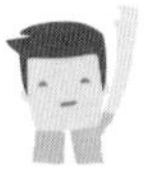

情緒行為障礙的輔導與教養祕訣

說話之前的自我覺察

在開口之前，我們是否能夠先自我覺察：

·自己準備說什麼？

·說這些話，到底想要傳達什麼訊息？

·這些話，是否會對眼前的孩子帶來不可逆的傷害？

·同時，我們知道這些傷害可能造成的後果是什麼嗎？

話很容易說，傷害卻很難彌補。

說話真的需要話術。不妨想想：如果你是孩子，會想要聽到什麼話？我想應該就知道我們可以怎麼說了，答案就藏在其中。

規範與寬容

過動兒當然知道社會有規範。不是他不遵守，也不是他不懂，而是ＡＤＨＤ的特質使他容易闖禍。這不是推託，也不是找藉口，只是好說歹說，大人總是無法接受，他也莫可奈何。

對過動兒來說，太多的規矩就像是把不合身的衣服套在他身上，令他感到渾身不對勁。請多給他一點點寬容值，讓他有多一些些嘗試的餘裕。**在合理範圍內，請允許他犯錯**，這樣過動兒也比較能夠好好過。

「我真的不是故意的。」

我相信，過動兒的心裡面藏了許多沒說出口的話。我也明白，大人們忙著處理、收拾他所造成的失序戰場，實在很難有心力或心思好好聽他講，甚至有時會忍不住抱怨：「拜託，他平常難道還說不夠？別再說了，我們已經受夠了！」

其實過動兒好想聊聊自己的內心話，但是不知道該怎麼表達。不是程度不夠，而是專注力有些缺陷，很難聚焦重點，組織能力不好，使他很難完整地說。想法跳tone的過動兒，心裡的這句話蠢蠢欲動，「我真的不是故意的！」

他們真的不是故意的。

但我必須坦白說，當班上有注意力缺陷過動症孩子，對第一線老師來講，在教學與班級經營上是一場很大的極限挑戰。

如果沒有相對應的支持系統，例如資源班老師、情緒行為障礙巡迴輔導教師、專業團隊中的臨床心理師等，作為後勤的協助，對授課老師來講其實是超負荷。

可以理解，在這種很難喘息的高壓情況下，台上的老師很容易被誘發出不適當的情緒反應。然而，這對於孩子的傷害是很深的。

過動兒要不要吃藥？

過動兒要不要吃藥？說真的，這不是一個好問題。但這是許多父母心中很自然浮現的疑慮，而且長期盤據在心頭。許多事並非是YES／NO，「要不要」的二分決定。更何況，每個孩子的身心特質、症狀與困擾、所處家庭與學習環境，以及周遭他人接納的程度等，都會造成孩子有著不同的需求。

請仔細看，這裡我強調的是**「孩子的」**需求。

我經常分享以下的概念：**並不是每個過動兒都需要吃藥，藥物也不是吃一輩子。藥物輔助是方法之一，但並不是唯一。當我們在考慮孩子是否需要服藥之前，真的必須靜下來思考，對於孩子在專注力、活動量及衝動控制等問題上，我們是否**

有先幫他做了一些努力。

請提醒自己，這裡的努力指的並不是你不斷地提醒他、糾正他、告訴他、責備他等，「我已經跟你說了多少遍？」的模式。如果「說」真的有用，那麼我們大概也不會如此煩惱，或許過動兒也不會存在。

・老師具備關鍵態度

在演講中，我常常會拋出一個問題：「過動兒吃不吃藥，誰最具有關鍵性？」許多時候，現場的反應大都是醫師、家長或孩子。但在實務經驗裡，卻發現**「老師的態度」是最具關鍵性的指標**。

假使老師是這樣告訴你：「媽媽，關於孩子在班上愛說話、坐不住的情況，我想我會先試著調整他的座位，同時安排班上較穩定的同學和他坐在一起。我會多走向他旁邊，並讓他多一些發言及表現的機會。」當老師決定先運用自己的班級經營技巧，來掌握孩子在班上的自我控制，這時，家長大多不會馬上想到讓孩子服藥。

・請勿陷入二分爭議

請先別讓自己陷入「過動兒要不要吃藥」的二分陷阱裡，因為，每個孩子的狀況真的不同。

實務上，有些孩子的失控狀況，真的沒有辦法僅靠行為改變技術、班級經營的調整、運動或輔導諮商等協助，這時，在醫師的專業評估與考量下，或許藥物的使用與介入，提供了孩子一個可以維持穩定狀態的機會，讓他免於受困在情非得已的脫序狀態，而持續干擾到生活、學習、人際與自信。

但請別以為，一切就只要「吃藥」就好，其他什麼事情都可以封存了不用再做。我常常講：「數學不會，吃了利他能（Ritalin）還是不會，但是比較容易被你教會。」道理也就在此。請記得，孩子是個活生生的人，他正處在一個多元複雜的人際與學習環境裡。

因此，我們更需要重視，在孩子接受藥物輔助的過程中，請同時在這幾件事情上多協助他：**如何有效學習、如何建立良好的生活習慣、如何提升社交技巧，以及如何維持自我肯定與自信**。

孩子要不要吃藥？吃什麼藥？如何吃藥？請和孩子的原就診醫師好好溝通與討論。

過動兒診斷，誰說了算？

——別看到黑影就打槍，以偏概全是很危險的事

「你幹麼那麼愁眉苦臉？」小澤爸爸問太太。

「我在煩惱到底要不要帶小澤去醫院檢查，做評估。」小澤媽媽皺著眉說。

「評估？小澤又沒有生病，做什麼檢查？」爸爸一邊滑手機，一邊漫不經心地問。

「導師三天兩頭就傳LINE來，斬釘截鐵地說他懷疑小澤是過動兒。我跟導師講，小澤在家裡很好，也沒聽安親班老師抱怨過有這方面的問題，但是導師說他相信自己的專業。拜託，我們都還沒帶小澤去看醫生，他憑什麼直接斷定孩子是過動兒？」

「你不要理他就好了。」

「你說得倒容易。我要是不理，導師就會說我們做家長的不配合，說我們在逃避問題，只是把一些責任推給學校，丟給導師。」

先生兩眼直盯著螢幕，對於太太的抱怨沒做出回應。

「你就只會在那邊事不干己，這些狗屁倒灶的事都丟給我處理，而你在旁邊一句『不要理他就好了』。不然，你直接來跟導師聯絡，加他的LINE，換你溝通怎麼樣？」

「拜託，我工作那麼忙，哪有那麼多美國時間和導師談這些。」

聽到這裡，讓媽媽一股火又上來。

「所以我就是比較閒，時間比較多就對了？我像夾心餅乾一樣，什麼都是我來承擔。我真的在想，乾脆直接帶小澤去醫院做評估算了，就讓結果來說話。我真的受不了這種胡亂猜測！導師自以為是醫生，或在算命嗎？」

其實媽媽心裡煩的，不只是導師不斷地要求她帶孩子去醫院做評估，或先生總是忙於工作，自己得來面對親師溝通的事。

她不斷在想：「小澤在學校究竟是怎麼一回事？如果他真的沒有這些問題，那為什麼導師的意見那麼多？」她真的很想把這件事徹底做個釐清，以解決心中的困惑，否則反反覆覆，爭論不休，真的非常耗費心力。

只是心中難免有一些擔心：會不會上醫院，醫師給了一個「疑似過動」的診斷，到時候又得跟導師爭辯「疑似」到底是還是不是……想著想著，頭又痛了。

意中心理師說情障：注意力缺陷過動症

注意力缺陷過動症的核心問題，在於自我控制能力的缺乏。孩子的不專心以及過動、衝動的症狀，必須在十二歲以前出現。同時，這些症狀必須呈現出跨情境的表現，例如在家裡、在學校或在公共場所，類似的狀況都出現。

我們需要真正釐清孩子的問題核心，並進一步找出解決問題的關鍵。如果是態度與配合度的問題，關鍵則在於彼此關係的建立，以及行為後果的處理是否具有成效。

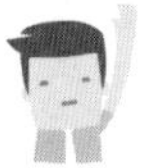

情緒行為障礙的輔導與教養祕訣

跨情境的考量

當你懷疑眼前的孩子不對勁，當你猜想他是過動兒，這時，**你可以先了解是否在不同的地方，比如家裡、學校、安親班或公共場所，孩子都出現這些狀況。**

有時候，我們很容易因為眼前所看到的，便直接認定「孩子就是如此」。以偏概全，對於孩子的診斷來說其實非常危險，是要盡量避免發生的事。

這就如同在教室裡，當老師發現孩子不斷地開口說話、坐不住、靜不下來時，很少去內省或自我覺察是否自己在班級經營上可能出了一些狀況，而很容易歸咎是這個孩子有問題，因為大部分的孩子都可以安靜地坐下來。但這樣的判斷，是武斷了些。

我經常在演講的場合，與現場的家長、老師、治療師和心理師們分享：當我們觀察一個孩子的時候，避免將當下所看到的，誤以為是全貌。

我們反而需要去思考，**孩子在我們所見「以外」的表現，是否相一致。**特別是，對於注意力缺陷過動症孩子來說，他缺乏自我控制能力的情況，例如專注力、活動量以及衝動控制，是否在跨情境的狀態下都會出現。

比較謹慎、細膩的做法，我會試著去詢問自己沒有看到的部分，比如孩子在其他課堂上，對其他的老師，或是在家裡、在安親班、在其他的才藝班，是否依然如此。**請謹慎地確認自己「沒看到」的部分。**

這麼做的目的，主要在於評估孩子是否出現「跨情境」的問題。這一點，對於過動兒來說，是非常重要的判斷依據。

面對不一致的表現

有時，孩子問題的呈現，因人而異。例如對於數學老師來說，孩子常常干擾、打斷上課秩序，常常沒有經過同意就直接發言或走動，作業不寫，數學成績不理想，很容易讓數學老師認為眼前這孩子就是個問題。

但是，如果孩子在別的課堂上，並沒有出現這樣的現象，像是國語課、英文課、社會課、自然課，甚至體育課等，都能夠表現應有的水準，這時我們就必須冷靜思考，孩子的數學程度與同年齡的孩子相比較，是否顯得落後，或是不理會或不願配合數學老師的要求。

這就像在家裡，媽媽在時，孩子寫作業往往拖拖拉拉，其他同學半個小時可以完成的作業，孩子卻老要寫兩、三個小時，還不見得完成；但是只要哪天爸爸提早下班，在家休息，孩子便能夠使命必達，把功課火速寫完。

這時，我們看到的是孩子的表現不一致。當中的關鍵在於孩子與不同的人之間，配合度上的差異。在孩子的認知評估上，對於是否按時完成，會有不同程度的後果考量。

例如面對數學老師或媽媽，或許孩子對他們如何判斷自己的表現，覺得無所謂、不在乎，卻被解讀成是缺乏自我控制的問題。

我們需要**讓孩子自我覺察自己的「不一致」**。可以這麼問孩子：「哪一個表現才是你？是國語課、英文課配合的你，還是數學課不配合的你？」同時也可以進一步問他：「為什麼會有如此的差異？」孩子必須對於自己的內心，誠實以對。

情境的設計，作為關鍵的判斷

為了進一步了解孩子細微的表現、特質與反應，透過一些情境的設計，我們可以進一步了解孩子的自我控制能力。

例如讓孩子坐下來，好好把一本繪本、一篇文章看完，或讓孩子坐著，好好聽完一首歌、一段故事。也不妨試著讓孩子一邊做事情——比如畫畫、拼圖、疊積木，或者在寫功課的過程中，留意他是否能一邊和你對話，一邊進行眼前的事物。這時，你可以仔細觀察孩子的專注力表現。

你也可以釋放權利，在安全的範圍內，讓孩子在空間中自由活動。這有助於進一步了解在沒有其他人要求的情況下，他的自律能力及自我控制表現。

以偏概全的風險

以偏概全，很容易讓我們錯誤解讀孩子的狀況，同時也忽略了我們身為父母、老師以及相關大人們，所應擔負的責任，在教養、班級經營或是療育內容上，需要進行調整與修正。

再次強調，**診斷應該是一段非常嚴謹的推論過程。好的診斷，會是一種良好的溝通。**父母和老師們不需要，也不宜自行下診斷，但可以細膩地留意及觀察，孩子的表現是否與同齡孩子相類似，以便後續與相關專業人員溝通時，提供有效的資訊，幫助對方對於孩子的本質與全貌有所了解。

請別看到黑影就打槍，以偏概全是很危險的事。

疑似過動，說不說？

當孩子疑似是特殊生，在入學前，是否需主動向學校提及孩子的身心狀況或診斷？說，到底會怎樣？不說，到底又如何？父母所顧慮的，又是什麼事情？

對於在發展上很明顯出現障礙的孩子，例如自閉症、智能障礙或腦性麻痺，家長很自然在入學前，會將孩子的相關評估資料透過轉銜機制，事先提供給學校，比如幼兒園大班至小一，小學六年級至國一，國中三年級至高一。

但是，對於有些特質相對不明顯的孩子，例如疑似注意力缺陷過動症，在說與不說之間，父母所顧慮的核心問題，到底是什麼？

有些父母擔心，當主動提了之後，會不會反而對孩子造成負面影響，像是老師對孩子出現刻板印象，貼上標籤。這種情況比較容易出現在學校老師對於這些障礙缺乏基本的認識與了解，而讓家長有了這一層面的顧慮與擔心。

因此，當孩子有醫療診斷（例如疑似注意力缺陷過動症），卻不具備特殊教育學生身分（例如家長未申請特教鑑定），有些家長或許就先讓孩子自然而然地以一般學生身分進入學校再說，屆時再視孩子的實際狀況，以及老師的反應進行解套。這種情況在進入私立學校或幼兒園的孩子身上也很常見。

然而，當孩子實際存在一些狀況，像是分心、過動、衝動等自我控制問題，而父母選擇不事先說，對於已經編好班的班級而言，往往會造成第一線老師的困擾與不平，親師關係將趨向薄弱。同時對於班上其他孩子及當事人，也不見得是好事。

這問題主要在於原班級已經安置了特殊學生，如果在沒有告知的情況下，很容易造成同一個班級出現兩名、三名或更多的特殊學生與疑似生。

特別令人煩惱與頭痛的是，將彼此容易產生衝突的障礙類型孩子安置在一起，而造成老師在班級經營與教學上的嚴峻挑戰。

最常遇到的狀況是，班上同時有注意力缺陷過動症及亞斯伯格症學生，或者是注意力缺陷過動症的比率偏高，老師需要關注的人數過多。

對於許多家長來說，當然期待孩子在入學前，相關老師就可以很充分地了解孩子的狀況。事先了解，有助於老師日後在協助孩子的細節上，產生充分的接納與同理，並發展出比較適切的教學策略。

在說與不說之間，其實反映著親師之間對於障礙類型以及特殊教育，彼此的認知、信任感、態度與觀念是否有落差。

不過，疑似特殊生在尚未取得特教身分的情況下，如果有需要，可以事先告知，將相關評估資料提供給學校，讓孩子有機會優先透過輔導諮商系統的介入，以降低可能衍生的後續行為與情緒等問題。

因此，**「充分的溝通，充分的信任」，在親、師、生三者之間，是非常關鍵且必要的。**

孩子愛說話怎麼辦？

——鎖緊自我控制力，培養行為好規範

「阿金，你到底怎麼搞的？我已經跟你講了多少次，上課給我安靜，你是罰不怕是不是？你不要再給我轉頭講話，再這樣子的話，你就不要下課！」

如同以往，老師這話一說完，阿金維持了短時間的安靜，但過不了幾分鐘，他又不時轉頭，繼續講話。無論老師將阿金附近的同學換了多少輪，他依然故我，話說個不停。

老師索性把阿金的座位換到最後面，他卻也照拍著前面的同學問東問西，讓同學不堪其擾。

老師曾經把阿金的座位挪到講台旁，離自己的辦公桌近一些，但這種隔離的做法，讓家長有微詞，認為這會讓孩子自尊心受損。好吧，老師為顧慮家長的敏感神經，同時不想動輒被家長投訴，索性又把座位做了調整。

無論座位怎麼安排，同學的抱怨聲都不斷，「老師，你叫阿金不要講話好不好？很吵耶！我們都沒有辦法好好上課。」

有時候，除了同學抱怨之外，也有兩、三個同學會和阿金聊起天來。課堂上，面對學生三三兩兩地在底下講個不停，老師實在受不了，卻也沒轍。

老師也曾經試著用忽略的方式，但自己卻感到迷惑了。教室裡，先後有三個學生轉頭說話，其中兩人是一般生，另一個是經醫師診斷為注意力缺陷過動症的阿金。

很奇怪，老師選擇以相同的忽略法來處理，對於孩子轉頭說話，選擇忽略，不予理會，繼續上課。幾次下來，卻發現底下的學生竟然出現不一樣的後續行為反應。

這讓老師在忽略法的運用上，不知如何是好。

意中心理師說情障：注意力缺陷過動症

過動兒愛說話，話很多，卻無法說出重點，常像煙火似的四處亂飛，思緒亂跳；組織能力上，往往架構鬆散得像風一吹，鷹架就會倒場的工地；同時，常不考慮說話的情境。簡單來講就是：不該講話的時候講話，講了不該講的話。

過動兒對於說話這件事情，少了自我覺察的能力，因而對於所說的內容常不經修飾，也忽略了當下的情境是否允許自己開口說話，以及是否適合說出這些話、對方是否願意聽、對方聽了是否感到生氣或厭惡等。

注意力缺陷過動症的活動量與衝動往往是並存的，同時會出現跨情境現象，在家裡，在教室裡，在公園，在閱覽室，在餐廳，在捷運上，都會發生無法控制的問題。這時，需要考量孩子的過動、衝動，是否已經妨礙到他的生活、學習與人際等發展。

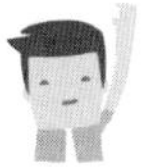

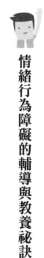

情緒行為障礙的輔導與教養祕訣

適度的寬容值

課堂上，如果老師願意適度允許孩子有控制不住的狀況，給過動兒一些寬容值，孩子會非常感謝你。

他愛說話，你可以試著多問他；他坐不住，你可以試著讓他上台發表意見。但假如可以，**請不要只叫他，這樣孩子比較不會那麼尷尬。**

活動量的微調訓練

關於活動量控制訓練，先讓孩子練習覺察。例如在控制說話音量上，可以讓孩子了解說話音量大小的差異與變化。從一開始，一、二、三、四、五、六、七、八、九、十，讓孩子知道，「十」的音量是最大聲，「一」的音量是最小聲，如同遙控器聲音的大小控制一樣。

你可以數一，讓孩子發出聲音，比如「哇」。接著數二，孩子的聲音必須比前面的音量再大些。接著數三、數四、數五，以此類推。讓孩子透過一次又一次練習，能夠覺察以及辨識音量的大小，並做好控制。

同時，藉由實地演練的方式，讓孩子熟悉在哪些場合，音量需要控制在三；哪些場合，音量可以維持在八、九、十。

這些活動，可以在日常生活中進行，例如：在捷運上，在閱覽室，在餐廳，在教室裡，聲音最好控制在一、二、三；至於在公園，在廣場，在遊樂園，這時的音量就可以放大到八、九、十。讓孩子學習，在不同的情境，對於活動量會有不同的要求。

讓孩子維持適度的活動量，行為符合社會的規範，同時維護自己在安全範圍內，無干擾他人、不造成別人的困擾，這時，活動量就落在最佳狀態。

賦予孩子任務，讓他去執行

我非常建議賦予注意力缺陷過動症孩子任務，讓孩子的活動量轉移到被允許的事情上。比如讓他負責每天聯絡簿的抄寫，拿著老師要抄寫在黑板上的內容，讓孩子先自行書寫一遍，書寫完之後，再讓孩子核對一遍。必要的時候，讓他朗讀一遍，同時在黑板上抄寫一遍，再讓他朗讀一遍，讓孩子的整個過程「習慣化」。

不只遠傳，還有距離

教室裡，當老師想要對孩子說話時，可以走向他，這樣他的專注力會好很多。如果老師願意走向孩子，他專注的機率就會高一些。

過動兒的座位常被安排在教室的後面。當老師遠遠地隔了一段長距離叫他，孩子不一定能夠在第一時間聽到。再不然，聽進去的內容也是七零八落，有一搭沒一搭的，老師往往得再說第二次、第三次……第N次。

同時，當老師遠遠地說時，得耗費很大的力氣，很自然地，說話音量就得加碼放大，老師也相對容易顯得不耐煩。過動兒很容易浮躁，如果遇到對方不耐煩，那麼他就容易變得更加不耐煩。兩敗俱傷，可想而知。

說話慢一點，關鍵字停頓一下再說，這會讓他比較好掌握。說話也不要像機關槍一樣，劈里啪啦、劈里啪啦地一連串下來，這樣子，很容易讓過動兒的專注力陣亡。他只會注意到滿地的彈殼，卻很難抓到老師要說的重點。

你不看我，我來看你

過動兒的問題之一，在於欠缺專注力。當你和過動兒對話時，會發現他的眼神四處飄移，經常受到周遭不相干事物的刺激影響而分心。

當他的眼睛不看你時，你可以試著主動趨近他，看著他。或移除周遭不必要的干擾源，試著讓他的專注力回到你的眼神上。

忽略法、故意行為與過動兒的「三角關係」

「忽略法」，主要在於面對孩子故意的不當行為，不給予注意，不給予回應，以消弱這負面行為。因此在運用上，必須謹慎思考眼前的孩子可能存在的動機，以及這行為所要傳遞的訊息是什麼。

忽略法的運用，也關係到我們對於孩子行為的解讀以及了解的程度。

・一般生的故意行為

身為老師，如果發現眼前的一般生轉頭說話是故意要引起你注意，這時你繼續上你的課，可以消弱一些孩子的不適當行為表現（例如轉頭說話）。

有時，孩子發現你對於他的轉頭說話行為不注意，而繼續加碼不允許的行為表現，好喚起你的注意（例如故意搖晃桌子，起身走動），除非表現太過了，已超出你可容忍的界限，你得立即處理，否則你繼續上課，孩子的故意行為多少會慢慢消失。

・一般生的非故意行為

若一般生轉頭說話，並非是要故意引起你注意，這時你採取忽略的方式，沒有進行介入，孩子會認為你在班級經營上拿他沒辦法，他不被允許的行為就很容易繼續出現，甚至演變成班上其他同學有樣學樣，上課聊天、說話。

・ADHD的失控行為

面對注意力缺陷過動症孩子時，由於他轉頭說話、離開座位，主要問題來自於自我控制能力的薄弱，當我們選擇忽略的方式，沒有進行介入，孩子的失控行為很容易愈演愈烈，繼續說話，繼續走動，繼續發出聲音。

有時考量孩子的自我控制能力，很大部分受限於生理因素，我們對過動兒失控的行為表現會有某種程度的寬容值。在寬容值的範圍內，我們會適度地允許與接受他一些不適當的行為。這當中的拿捏，則視每位老師的寬容尺度而定。

然而，面對這樣的情況，反而需要積極的做法——我們走向前，趨近他，眼睛看著他說話、上課，讓他回答問題，使他有事情做以轉移他的活動量，例如上台算數學，或協助老師發聯絡簿。

・解讀故意行為

有故意行為的孩子需要的是「被關注」。因此，不妨停下來思考，是否我們對他的主動關注太少，或是沒有滿足他的需求。這是我們必須解決的真正核心問題。

故意行為正告訴我們：孩子是具備自我控制能力的。也就是說，孩子會在他認為必要的時間，才去做出該動作。

例如，孩子故意要在你面前，將手上水壺裡的水往地上灑；當你沒出現，他就沒有必要做出這個舉動，他會等待你來。孩子的等待，反映的正是一種自我控制能力。

反過來，如果是過動兒失控了，玩瘋了，不管老師有沒有進入教室，出現在他眼前，他都很容易就會把手上水壺裡的水灑滿地。

當然，如同一般孩子，過動兒也會有故意行為出現的時候。因此，面對孩子的行為表現，需要謹慎地加以釐清。

當上課常被打斷怎麼辦？

——提升過動兒的「提問力」

「老師，請問濁水溪的水到底有多髒？不然為什麼叫它濁水溪？」阿龍突然從座位上站起來，拋出了這個無厘頭的問題。

「拜託，我們現在上的是國語課耶！問這什麼蠢問題。」小風指著阿龍，誇張地笑著。

「阿龍，問問題前，你要先……」

「那是什麼？」老師話還沒說完，阿龍又站了起來，踮起腳尖，兩眼瞪大大地往窗戶外看去。「老師，那是不是綠繡眼啊？哇！真的好可愛。」

「我真的是輸給他了。」「他在搞什麼啊！怎麼老是這樣，真離譜。」「真的是愛搞笑耶。」底下同學三三兩兩嘀咕著。

「阿龍，你到底在幹麼？」老師也跟著把視線移向窗外。

小風故意學阿龍也踮起腳尖，「綠繡眼？綠繡眼？在哪裡？」

「拜託，早就不知道飛到哪裡去了。」阿龍得意地說。

老師對於阿龍總是突如其來的提問感到頭痛，常常讓自己備好課的腦袋一下子運轉不過來。

「你們兩個有完沒完？認真上課，把課本翻到第二十八頁。」

「老師，你現在算是超額老師嗎？」

這個敏感問題問得老師真尷尬，「阿龍，你……」可以想見老師的臉頓時紅了起來。

「如果是的話，要是我們學校人數變少，那應該會很緊張喔。我媽媽說，現在少子化……」

「阿——龍——」

面對班上的過動兒，就像是面對無菜單料理，你知道他會出菜，但他實在太不按牌理出牌。

對於阿龍，老師真的受夠了。「這孩子真的知道自己在做什麼嗎？」

當千頌伊的車子即將墜落懸崖時，只見瞬間移動的都敏俊突然出現，兩手奮力一撐擋住即將墜崖的車子，拯救了千頌伊——這一幕，在韓劇《來自星星的你》深深擄獲了觀眾的心與視線……

逃避雖可恥，但有用。當甜美可愛的新垣結衣飾演的森山美栗，望著星野源飾演的津崎平匡，突然展開雙手，大聲說出：「今天，禮拜二。」——這一幕，在日劇《月薪嬌妻》裡，吸引觀眾目不轉睛地看男主角到底會如何反應……

當《通靈少女》仙姑謝雅真在濟德宮，替人協助解除厄運，神情專注地將手放在求助者的頭頂上方那一剎那，鏡頭停留在雅真的表情上……

演講中，我經常透過「演出」這些橋段，和現場的老師或家長們分享和過動兒互動時，所謂的「停格」技巧的運用。這就如同戲劇裡經常出現的張力。劇情的轉變，其實都在這關鍵的時間上。

阿龍需要停格，清楚地知道自己當下在幹麼。

意中心理師說情障：注意力缺陷過動症

過動兒好發問，但是我們要仔細思考孩子是否在對的時間，問了對的問題。同時，進一步釐清這些發問是真的來自於孩子的好奇，想要解決自己的疑惑、釐清自己的想法、想知道問題的答案，還是只一味衝動地脫口說出連珠炮似的問題。

問問題當然是好事，如果問了該問的問題，而且符合了當下的情境，與人、事、時、地、物相吻合，那當然再漂亮不過。

只是很無奈，過動兒在問問題這件事情上，總是打斷了老師既有的節奏，同時不斷地拋出問題，讓老師在當下，不斷地解套再解套，甚至於亂了套，而甚感頭痛。

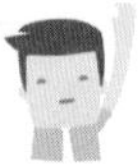

情緒行為障礙的輔導與教養祕訣

停格與張力的必要

對於自我控制明顯出現衝動的孩子，非常需要加強他的自我覺察能力。這能力的訓練往往在日常生活中，例如我們看的偶像劇、戲劇或電影裡，常常存在著上述提到的張力。

這張力正暗示著，藉由表情、身體語言、肢體動作、說話的暫停技巧，營造氣氛的凝結，來誘發孩子自我覺察。在這當下，讓他有機會看見自己的行為模式，進而調整並加以控制。

停格的時間差，需要拿捏得非常、非常準。這就如同在排球賽中，隊友做球，你彈跳起來奮力殺球，要在第一時間讓對方招架不住。這裡要強調的是時間差的拿捏，而非讓這些孩子招架不住。

和過動兒說話，不需要像演舞台劇一樣，眼神、表情、動作那樣地誇張。但是，我們可以捕捉舞台劇、戲劇裡所表達出的張力精華。就像每一部戲劇即將進入廣告或結束時，在畫面停止、時間凝結的那一剎那，最是揪住觀眾的目光以及心情。

停格，讓孩子主動關注你。這時，他將更有機會自我覺察當下自己所說的話、所做的事、所表現出的行為到底是怎麼一回事。有了覺察，相對就有機會進一步練習自我控制。

檢視自己的說話模式

仔細留意：多數人在和過動兒說話時，說話的速度通常非常、非常快速，話說得非常、非常多，話說得很急、很急，同時在說完話之後，並沒有給這些孩子時間去做反應。

又或者，我們愈說，反而讓過動兒情緒愈激動。

我們需要時時檢視自己對孩子的說話方式，是否常常不經意地造成一些反效果。另外，假如常講些沒有作用的話，久而久之，孩子便不再理會我們所說的了。

提升對時間點的精準掌控

過動兒常常在不對的時間，問了不該問的話。沒錯，孩子很急，但問題也在這裡——對於時間點的判斷，是過動兒極需要練習覺察的一項能力，至少要讓對方把話說到一個段落。也就是說，孩子要能夠分辨對方說話的停頓點。

當孩子很急著想問，不妨讓他在自己的腦海裡，先把想問的問題一遍、一遍又一遍地練習。**要讓孩子練習說該說的話，他需要先練習如何保持沉默不說話。這關係到一種自我控制的問題與能力。**

將想問的問題寫下來

當孩子一波又一波地發問，且發現衝動的現象勝過於孩子求知、解惑的需求，這時，給孩子一道練習：與其用說的問問題，可以先練習把想問的問題寫下來。

對於過動兒來說，寫字是一件非常討厭的事情，他們很缺乏耐性的。但是當腦袋中裝了太過於紛亂、跳躍、天馬行空的想法與念頭，再加上太容易分散的專注力，**「寫下來」，反而有助於孩子提醒自己：有哪些待辦事項、這些事項的重點，以及事情之間的優先順序。**

寫下來的好處是，眼前的事化為文字，清楚地寫在紙上。這時，孩子比較能夠做決策及判斷，不至於忘東忘西，丟三落四，或是對於自己的記憶太有自信，卻老是提取不出來，而囧在現場。

你可能會抱怨：「孩子就是不想寫下來呀！」這在實務上非常容易遇到，但也就是因為如此，才需要練習寫下來。說真的，現在不寫，那麼要等到什麼時候才動筆練習？

注意力缺陷過動症孩子的腦袋，常常有數不盡的想法出現。如果能夠讓這些零散想法明確地落在紙上，寫下來，對孩子來說，不但是日常生活中取之不盡的創意來源，同時還能練習在寫出來之後，把判斷為不重要的事情刪除，透過去蕪存菁的方式，慢慢找到對自己來說重要的事物。

寫下來的另一個好處是，給孩子機會沉澱與自我覺察，思考自己所說的內容到底是什麼。

轉換風向問孩子

面對孩子愛發問的情況，我們也可以轉一個方向，改為「問孩子」。這時，過動兒便需要練習聽覺專注力、聽覺理解的能力，練習聚焦於對方所問問題的關鍵，訓練自己抓重點的能力。

當孩子聽懂了問題，接下來就需要練習如何把自己所知道的答案、零碎的訊息，組織起來，完整地回答你。

我們常發現孩子容易直接脫口說：「不知道。」這時，必須停下來仔細地思考：孩子是真的不知道？還是沒有耐心去思考、懶得思考或不願思考？

若孩子脫口說了太多次的「不知道」，久而久之變成一種自動化反應，同時因為太久沒有思考，真的會愈來愈困難做出反應。

就是因為「不知道」，所以才要練習。

錄音下來，反覆聽

如果孩子說了，孩子回答了，這時建議以錄音的方式，把孩子的回答錄下來。接下來讓孩子一次、一次又一次地反覆聽，以自我覺察自己的說話方式及思考習慣。

接著，你可以再問同一個問題，再讓孩子回答，並且讓他留意自己的答案是否與先前的回答不同或者更貼切。

提升過動兒的問答力，讓他試著練習好好地進行問答。這是孩子發展自我覺察、自我控制，以及與周遭他人互動所必須具備的能力。

「立即性回饋」的助燃效果

對於過動兒來說，對他們的「特殊需求」給予立即性回饋，扮演著關鍵角色。

過動兒的需求往往分外明顯，特別是當孩子面對眼前使他感到困難或乏味的事物，或者真的激不起學習動機，或專注力明顯渙散時，立即性回饋正可帶來學習的助燃效果。

例如，有些老師面對學習缺乏動力的孩子，上課會適時調整教學模式，像是從單行道式的課程教學，轉換成分組競賽或搶答。

或是將孩子的回應轉換成比賽積分般，公開記錄在黑板上。這些分數的改變正像立即性回饋，牽動著過動兒的關注。

你當下的一個回應，很容易激發孩子「繼續」參與的動力，就像玩線上遊戲時，分數的跳動、關卡的破解和等級的進階，時刻揪著孩子的心。

同樣的道理，課堂上，當老師沒有立即回應，或延宕時間才反應，過動兒的學習動力很快就會熄滅。

考量ADHD的身心特質，「立即性回饋」是一種階段性的必要。因此，**回饋的時間、頻率和次數，可以參酌過動兒的學習狀況、專注力表現與課堂參與度，慢慢拉長。**

例如，以前寫對一題給一次回饋，逐漸調整成寫對三題、五題才給予回饋。以前只要他一舉手，就允許他回答，慢慢地，逐漸拉長至三次、五次才讓他回答。逐漸延宕孩子的滿足感，讓過動兒能夠等待。

當我們多了解這群特殊需求孩子的身心特質與學習特性，適時微調教學及互動方式，對他們來說就會是一種關鍵的協助。

立即性回饋不是給不給的兩難，而是可以作為視情況調整的教學策略，與考量過動兒特殊需求的貼心選擇。

當孩子被排擠
——「不跟我玩，我就鬧你」的失控

「趕快跑，趕快跑，討厭鬼過來了！」同學們一哄而散。阿旺使勁地往阿勇追了過去，用力推了他一把。

「你幹麼推我？」

「我就是想要推你！」

其他孩子蜂擁過來，七嘴八舌地嚷著：「阿旺你走開，你走開！我們討厭你，我們不想跟你玩。」

「我就是要玩，怎樣？」阿旺愈說愈急，愈說愈氣，雙手胡亂揮舞著。

「誰想跟你玩？你這不遵守遊戲規則的壞傢伙，而且每次都讓人家受傷。」

「走開，你走開，你這個過動兒離我們遠一點。我媽媽說不要跟過動兒玩在一起。」

「沒錯，沒錯，每次跟你一起玩就容易受傷，又沒有保險，我們才不要。最好離你遠一點，多危險啊！」

同學們你一言，我一語，讓阿旺更是無法忍受。大家愈講，他就愈刻意要鬧。但阿旺一直不解，為什麼同學遇到他就像遇到鬼一樣，總是和他保持好遠的距離。他非常非常想要有玩伴，可是班上的同學們似乎不領情。

雖然他常不小心就撞到人，讓同學感到不舒服，但他自己實在也不願這樣。他也很努力想控制，不過只要一和同學們玩起來，他似乎就像失心瘋一樣，很快就失去了控制。

有時，這也令他很懊惱，他很清楚自己這樣的狀況容易讓同學感到討厭。可是同學愈討厭，愈讓他想要接近他們。要說他是故意嗎？或許有一些，因為若他不刻意接近同學，他們是絕對不會靠近自己的。

意中心理師說情障：注意力缺陷過動症

在演講中，我常常說過動兒在人際關係上，其實不太去挑選朋友。當中原因很令人心酸：因為如果再挑，那麼這些孩子就沒有朋友了。

對過動兒來說，一個人總是難熬，畢竟強烈的人際互動需求沒有被滿足。我常常在想：為什麼這些孩子在校園裡、在班級中，很容易陷入「一個人」的窘境。

老師或許會說：「誰教他在教室裡話那麼多，動作那麼大，情緒那麼衝動。只要他自我控制能力再好一點，同學自然會找他一起玩。」

這麼說看似有理，但換個角度想，如果這群孩子在自我控制上的切換能那麼乾淨俐落，那麼「注意力缺陷過動症」這個詞也不會跑到這些孩子身上。

我常常強調：若老師願意接納這群孩子，班上的同學們自然就會散發出一股友善的氣氛。

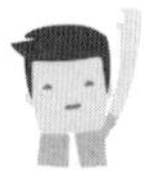

情緒行為障礙的輔導與教養祕訣

舉手之勞，化解人際困擾

班上有過動兒，對老師的班級經營的確是一門很大的挑戰，但真的是舉手之勞。可以採取**「公開版」（例如直接請班上幾位同學試著和這個孩子做朋友）**，以及**「隱藏版」（在同儕的安排上，老師很技巧性地選擇幾名特定的同學，時常和過動兒互動）**的方式。

其實只要我們一個小小的動作，對這些孩子來說都是一股大大的窩心、感動與滿足。

請別再說「班上沒有同學願意和他們玩」。聽到這句話，我總會想：「然後呢？」然後我們就狠心地看著這個孩子在班上被疏離、被孤立、被邊緣化嗎？

我還是要強調：孩子需要不斷地調整自我控制、提升察言觀色能力，及發展出適當的社交技巧，以維護自己在班上的友伴關係。

這也是過動兒在成長過程中，必須不時精進的人際以及社交能力。

細膩的對待

如果老師在課堂上可以運用「轉移」的方式，取代在教室裡「打地鼠」（比如指名道姓、提醒、叮嚀、指責、糾正孩子），而轉為較細膩的方式，來轉換孩子的活動量及衝動，這對於維護過動兒在原班同學之間的形象，會是比較適切的做法。

否則，當一個孩子不斷地在教室裡被老師叫「黑」了，叫「壞」了，很容易使其他孩子強化對過動兒的負面刻板印象。而這種印象一貼上去，少則一學期，多則同班的兩年，彼此別想玩在一起。

轉個彎，看見過動兒的美好

一提到過動兒，會讓你想到什麼？

或許過去在你的腦海裡，盡是孩子帶來無限困擾的印象，讓你頭痛萬分，避之唯恐不及，然而，對於患有注意力缺陷過動症困擾的孩子來說，這些先入為主的刻板印象並不公平。

我們選擇用什麼角度看待孩子，多少也決定了接下來我們對待他的態度與方式，是接納，或是排擠；是欣賞，或是厭惡。

讓我們來轉個彎，一起發現過動兒的美好。這一點都不難，只要你願意。

• 這孩子很有活力，我想對於班上同學的熱情會有激勵作用。或許，大隊接力、百米衝刺，也能為班上帶來好成績。你不覺得嗎？過動兒的精力充沛為我們樹立了好典範，讓身心疲憊的我們羨慕不已。

• 這孩子的思考很有創意，不受限於既定事物的框架，常常有天外飛來一筆的good idea，很能讓班上同學有更多欣賞事物的角度。他的點子源源不斷地彈跳出來，而且許多是新鮮貨。而如果你願意協助他，牽起一條「組織的線」，這就更加perfect了。

• 我發現，只要你願意和他玩，這孩子是很能接納對方的，他不太會把朋友歸為哪一類。如果你拒絕了他，很自然地，他多少會感到挫折，但他總能夠很快再度鼓起勇氣，去找下一個願意接受他、和他玩的人。當然，你可別常常拒絕他。

• 論起抗壓性，你會發現他總可以名列前茅。不然，你想想看，哪個孩子可以有這麼大的容量，承接從早到晚不停的指責、批評、糾正、數落、揶揄和嘲諷？不過，這些負面的對待多少還是適可而止，過動兒也是一個孩子，承受力有一定的限度啦！

• 這孩子有很多話可以聊，讓你感受到原來世界是如此寬廣。假若你可以稍微鎖定在一個話題，原地打轉，引他回來，他是有機會可以慢慢收斂起煙火式的對話，從天馬行空、無垠大海中，慢慢回到你的軌道上。

• 若你曾經和過動兒相處過，縱使過了很長一段時間未見面，他還是對你印象深刻。無論是走在路上或校園裡，他常主動笑臉迎人，對你說聲：「嗨！」當然，如果可以，遇見了別閃開。打個招呼，他可是會心花朵朵開。

• 和過動兒相處，總讓人感受到心理上的低耗能。怎麼說？因為他總是很純真地看待事物的本質，有話直說。你不需要顧慮他耍心機，或拐彎抹角、表裡不一。他的坦白，讓你很快就能懂他的意思。他的情緒透明，讓你一眼就看穿。

• 這孩子充滿好奇，總是想一探事物的究竟。當然，如果你願意展現溫柔、善意的語氣，給他一點時間，讓他可以好好練習在接觸之前先徵詢、獲得對方的同意，同時，舉手投足小心翼翼，彼此將能皆大歡喜。

換個角度欣賞孩子吧！你將對過動兒有全新的體會，讓你對他刮目相看。

如果我們願意扶他們一把，如果我們願意在孩子的人際關係上，輕輕地施點力，孩子將會由衷地在心裡面感謝。因為老師你了解他，並且細膩地讓他在教室裡可以從容自處，而不尷尬。

電影《五個小孩的校長》（二〇一五）裡，有一段話：「每人一生中，總會遇上一位值得你惦掛著的好老師！」我知道，對於過動兒來說，那位老師就是你。

過動兒衛教宣導怎麼說？

——聚焦在「如何好好相處」

「阿雄，今天你不在教室的時候，林老師對著全班說你是過動兒。你真的是過動兒嗎？好炫哦！」阿廷拍拍麻吉阿雄的肩膀說。

「炫什麼炫，幹！林老師勒，幹麼在我背後說壞話，有本事就當著我的面講啊！真是沒種。」阿雄聽了發火。

「哎呀，老師應該也是為了你好，給你留面子，免得你在場聽了會很尷尬。」阿廷打圓場。

「在我背後說我壞話，你覺得就是給我留面子？」

「這哪是什麼壞話，而且我覺得林老師說的真的跟你很像，以前我們看到你都在猜疑，只是大家私底下講而已，哪敢在你面前說。」

「那個死林老師，在背後說了我什麼？」阿雄好氣。

「他只是說，像你這種病需要到醫院看病，有的人需要吃藥。那時候，有很多同學問：『老師，那阿雄有沒有吃藥？』『不吃藥會怎樣？』『那個藥是不是毒啊？到底要吃多久？』還有人說：『阿雄好可憐哦，說不定得吃藥一輩子。』」

阿雄愈聽心裡愈不爽。

「當時我在想，奇怪，你怎麼都沒有跟我說。雖然我也覺得你實在愛講話，靜不下來，上課不專心，作業常常寫不完，常常跟人家打架，考試成績也不理想……有時會想你是哪根筋不對勁。原來，你就是老師說的過動兒，現在終於真相大白了。」阿廷話匣子一開就停不下來，「我滿好奇的，過動兒到底是什麼感覺啊？你倒是說來聽聽，那你有沒有吃藥？吃了藥，又是什麼感覺？」

面對阿廷充滿好奇的眼神，阿雄緊握起拳頭。

「你欠打是不是？一個死林老師已經讓我很不爽了，你還在我面前問東問西的。幹！這個死林老師，竟然讓我在班上丟臉！」

「這有什麼好丟臉的？」阿廷一臉正經地說，「過動兒頂多就是一種病啊，有問題把藥吃吃，不就解決問題了嗎？」

「你再說一次看看，再讓我聽到『病』、『藥』這幾個字，小心我把剩下的藥全部塞在你嘴巴裡面。以後不要再讓我聽見這些鬼話！」

意中心理師說情障：注意力缺陷過動症

在演講場合，我可能花上三個小時、六個小時，甚至於十二個小時，和現場的老師們分享什麼是「注意力缺陷過動症」。或許老師們明白了「過動兒」這個概念，但並不表示他們就知道如何跟孩子相處。

更何況，老師們在班上是面對一般的學生，現實上，不可能跟學生們花三個小時、六個小時或十二個小時說明。所以，**衛教宣導的重點不應該在於和學生們談論「ADHD」這疾病，而是強調「如何和眼前這個孩子相處」。**

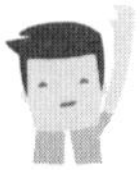

情緒行為障礙的輔導與教養祕訣

宣導前的思考

為什麼孩子對於「過動兒」這三個字非常敏感？我們到底要不要和學生們強調「過動兒」這個詞？

在此要先請問老師：

- **你有這樣的擔心，主要的顧慮到底是什麼？**
- **你想讓班上的同學們了解到什麼程度？**
- **為什麼你有把握同學們想要知道？**
- **如果你不說，到底又會如何？**

這些都是我們在做衛教宣導之前，可以先仔細思考的。

擺脱刻板印象

在開始進行宣導之前，我們可以自己先蒐集資訊，聽聽看一般老師與同學們是如何解讀「過動兒」。

請特別留意，這時我們要的絕對不僅是抱怨。例如以下是老師常有的抱怨：

1. 孩子應該吃藥。
2. 孩子干擾到我上課的秩序。
3. 孩子影響到其他同學的學習。
4. 班上其他同學的家長在抗議。
5. 我認為他需要轉到特教班。
6. 他應該多一點時間到資源班上課。
7. 他都不寫考卷。
8. 他都不交作業。
9. 他上課都無法專心。
10. 他常常在學校做出一些危險動作，我沒有辦法預防。

11. 他總是和班上的同學起衝突。
12. 他老是講不聽。

老師所談的這些都是很容易在過動兒身上看到的現象。但是，當我們對孩子的印象只停留在這裡，事實上還是不清楚這個孩子到底是怎麼一回事。**這對於了解過動兒沒有太大的幫助，只會更加深我們對這些孩子的刻板印象。**

每個人都有一些殊異的身心特質。或許，過動兒的分心、過動與衝動特質，讓周圍的大人、小孩感到難搞、不耐煩，也比較容易對他產生厭煩。然而，再怎麼樣，每個孩子還是有他優勢的地方，過動兒當然也不例外。

先取得家長的授權同意

在衛教宣導前，建議老師先經過家長的授權同意。對有些家長來說，縱使孩子已經就診，甚至於取得特教學生的身分，但是，父母可能還沒有準備好，如何告訴孩子「注意力缺陷過動症」到底是怎麼一回事，甚至還沒有決定在什麼時間、什麼情況下，和孩子說明白。

在沒有經過家長同意的情況下，若我們貿然地和班上的學生們強調某某是過動兒，家長心理上是無法接受的。畢竟連爸媽都還沒有心理準備了，更何況是孩子。這很容易造成家長及孩子的不舒服，感覺未受到尊重。沒有去了解當事人的感受，甚至容易讓老師被投訴。

聚焦在如何相處

當家長同意之後，接下來的談論內容應該是聚焦在「如何相處」。分享一個我曾經在校園裡，和一年級小朋友進行的衛教宣導實例。

首先，對班上的孩子做調查，「上課會打嗝的，請舉手。容易肚子餓的，請舉手。坐不住的，請舉手。會流手汗的，請舉手。會想要上廁所的，請舉手……」以此類推，便可以將大部分孩子在課堂上可能出現的狀況一一提列出來。其中也包括了過動兒常見的症狀，例如坐不住、愛說話、容易分心等。

接著，問現場的小朋友：「如果同學上課打嗝，我們可以怎麼幫他？容易肚子餓的，我們可以怎麼幫他？坐不住的，我們可以怎麼幫他？當同學流手汗，我們可以怎麼幫他？想要上廁所的，我們可以怎麼幫他？」

這麼說的目的，在於讓學生們知道其實**每一個人在班上都有一些狀況**，只是有些狀況常見，有些少見，有些是小狀況，有些是大狀況，有些狀況影響到自己，有些狀況則影響了別人。但無論如何，**這些都是狀況，都需要幫忙**。

我們不一定要去強調、去突顯「過動兒」的情況。

尊重孩子的去留選擇

如果你真的想在班上強調「注意力缺陷過動症」這個疾病，在經過家長同意之後，請試著讓孩子有選擇的機會。例如，讓當事人知道，「老師將會在星期一早自習，和同學們談論『過動兒』這件事。你可以選擇留在教室裡共同參與，或者你也可以選擇到資源班或輔導室休息。」讓孩子自己做決定，這是孩子的權益。

提醒自己：**不要在孩子的背後去強調這個「疾病」，也不要在沒有告知孩子的情況下，貿然地在教室裡面談注意力缺陷過動症**。除非這項衛教宣導是全校性、全年級的活動，否則，在一個班級裡面做疾病宣導，很可能讓當事人認為你在說他，同樣地，其他學生也容易對號入座。

衛教宣導愈自然，孩子的接納也就愈自然。不用突顯、不用強調，只要讓其他同學知道，每個人都有需要被協助的地方，當然，每個人也都有值得欣賞的地方、待改善的地方。

給予應有的接納

以老師而言，當班上有孩子伴隨「注意力缺陷過動症」的困擾時，老師在概念上、在心態上、在班級經營上，都需要能夠包容、體諒、接納這些孩子，畢竟沒有人喜歡自己先天有這樣的困擾。誰不想好好過日子？誰不希望在同學的心目中留下好印象？誰不期待自己的實力能充分發揮？

讓學生們了解，不要帶著嘲諷的心態看待過動兒。我們可以想想，當同學感冒吃藥，其他人不會笑，甚至會期待他多休息，不舒服趕快好。但是，為什麼當過動兒需要吃藥，同學們卻帶著揶揄、嘲笑的眼光？

這就如同為什麼看耳鼻喉科、小兒科，一般人感覺很自然，但是當過動兒需要看兒童心智科、兒童精神科，同學們的態度就起了一百八十度的轉變。

在班上，老師如何看待注意力缺陷過動症的孩子，也決定了同學如何看待。當身為老師的你散發出友善的眼神，當你伸出接納的雙手，班上的孩子也會以相同的規格對待。

接納自己的身心特質

讓孩子學習接納及了解自己的身心特質，而非單一以「過動兒」當作日常行為及學習表現的藉口。協助孩子從自己的身上，尋找相對優勢的特質（例如貼心、幽默、熱情、善解人意），孩子一定有的，如果我們仔細去探索，一定會有所發現。同時，也必須實際回饋給孩子，讓孩子知道，而有自我肯定的機會。

如果有機會把過動兒放在適當的位置，孩子依然可以如同其他人，在擅長的事情上發光發亮，讓周圍的大人與同學刮目相看。

我們可以引導孩子這麼做：**針對自己相對「待改善」的特質，例如注意力容易渙散、活動量與衝動的相對難以控制，必須要學習與了解，在什麼情境下，自己容易踩到地雷、出狀況，而造成自己及周遭他人的困擾與麻煩。**像是在人愈多、愈嘈雜的情境下，自己可能的失控。

對於自己的身心特質有了清楚的掌握，就比較能夠達到預防的效果。

過動兒，也是一個孩子。只是，他比別人多了因為缺乏自我控制能力所帶來的困擾。**過動兒不需要同情，但是你的「同理」，可以讓孩子過得更好。**

接受「不完美」的存在

讓孩子學習接受每個人身上存在的不完美，以及能力的有限性。當然，父母及老師也需要有如此的認知。並且讓孩子知道，自己因為這些特質，而造成日常生活、學習、人際、課業以及關係上的困擾，需要更進一步地尋求他人協助。

比如，接受相關醫療院所求診、特殊教育需求服務或輔導諮商的介入等。有些孩子則可能需要接受藥物輔助，而我們大人如何看待藥物，進而也會影響孩子對於藥物有不同的看法。

我經常強調：當過動兒從學校畢業，進入社會工作後，社會大眾並不會關心他是不是過動兒，是不是有注意力缺陷過動症的困擾。社會所要的是這個人的表現。這一點很殘酷，卻也很現實，當然，對於過動兒並不公平，但是又何奈？

然而，如果孩子願意面對自己的特質與問題，在了解之後，自己願意嘗試改變。雖然這段改變的過程並不是那麼容易，但至少自己努力過，儘管挫折不斷，卻也問心無愧。更何況，對於注意力缺陷過動症的孩子來說，行為改變的可塑性其實是相當高的。

第二章 焦慮性疾患

孩子不說話，老師怎麼辦？

——少安勿躁，營造開口的契機

「老師，為什麼小彥都可以不用回答問題？」

「對嘛！他不回答都可以，為什麼我們就一定得回答？」

「老師，他不回答，是不是就沒有分數？」

「不公平，不公平，只要不說話，老師就不會再問他，那我們大家都學他算了。」教室裡，同學們你一言，我一語，讓老師不知道該如何是好，也為長期以來同學們的抱怨，感到有點不耐煩。

小彥仍然一個人杵在座位上不說話。老師拋出問題給他已經過了三分鐘，教室彌漫著不耐煩的氣氛，同學們不斷鼓譟。

「不要再叫他啦，浪費時間。」

「對嘛！老師給他零分啦，他就是不會回答！」

「笨，這麼簡單的問題也不會。」

老師真的忍受不了，這樣的嘈雜把自己的上課節奏打亂了。對於小彥的緘默不語，老師也感到愛莫能助，不知道怎麼做才好，真的想要放棄了。

這回，趁著在資源班和家長溝通的機會，老師特別準備了整理得密密麻麻的問題，想要一一尋求小彥爸媽的解答。

照著手上拿著的白紙內容，老師逐條念出來。

1.上課問他，他都不說話。

2.他不講話，我怎麼知道他會不會？

3.同學和他說話，他不回答，認為他高傲，也不想要和他做朋友。

4.他不說話，我口試怎麼考？

5.他不說話，我成績怎麼計算？

6.他不回答問題，同學會抱怨：「老師這樣不公平，那我也不要說話，我也不要回答。」

7.他不回答，讓同學覺得他態度很不好。

8.他不講話，我怎麼知道他心裡面在想什麼。

原本想要繼續念下去，卻發現自己似乎一次拋出太多問題，索性直接問家長。「你們告訴我，我該怎麼做？到底要怎麼做，他才願意說話？」但小彥的爸媽只能面面相覷，他們實在也不知道答案是什麼。

意中心理師說情障：選擇性緘默症

選擇性緘默症孩子的核心問題在於，我們預期他應該開口的情境（例如在教室裡），他對於說話會因感到焦慮而緘默。然而，在家裡，這些孩子的說話能力並沒有問題。

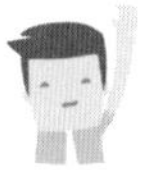

情緒行為障礙的輔導與教養祕訣

別急著強迫孩子開口

面對選擇性緘默的孩子，在協助的過程中，我們彼此很容易陷入焦慮的泥淖中。我們很急著期待孩子開口。會有這種焦慮感很自然，但總是愈急迫要孩子開口，孩子愈是不講話，這種長時間的僵局讓彼此焦躁，像是在跟時間賽跑。

或許孩子也急，不知所措；或許他是安於現狀的，因為不說話讓自己處在一個制高點，可以掌控全場的狀況，但內心卻又焦慮不安。

有時，孩子的緘默讓人看不到路途的終點。當孩子選擇不說，他人也莫可奈何。我們很急，因為隨著孩子的成長，他們的緘默顯得愈來愈頑固。但是這種急迫很容易把孩子推進陰暗的緘默黑洞裡，在你預期他該說話的情境中，無法言語。我們都很急，但是我們必須了解一個道理：呷緊弄破碗。

太過於急切、太過於粗糙的對待，往往會壞了彼此的關係，而且很難砍掉重練。

同理選緘兒「被問話」的焦慮

對於這類型孩子來說，若眼睛要看著你，需要對你產生十足的信任感及有相當的勇氣。因此，面對這些孩子時，請勿急著催促他，強迫他開口回答你的問題。

有些孩子很怕被問，因為在被問的過程中，一旦他回答了第一個問題，心裡往往開始預設你會不會問他第二個問題。如果你也真的問了，他會預設第三個問題、第四個問題……想著想著你會問個沒完，乾脆就不要回應你，免得繼續被你問下去。

漸進式的引導

當老師仍希望孩子能開口時，**請優先以孩子已經知道答案的問題，或有限的答案（如選擇題、是非題）讓孩子回答**。

過程中，**不能太急迫**。假使無論老師出哪種題型，孩子都依舊緘默，請你少安勿躁，先暫時停止或減少個別詢問的情境，改採一對一，身旁無其他人的情境。

安心的窗口

有些選擇性緘默症孩子傾向於高度敏感，因此，在和這些孩子說話時，建議老師的語調、語氣盡可能維持溫和、不刺激的方式，以降低孩子對於和老師互動產生害怕、畏懼而逃避的可能。

你可以進一步觀察孩子在學校裡，是否有讓他相對比較願意開口的老師。如果有，可以請那位老師作為互動的窗口，讓孩子在安全、信任的情況下，在學校裡也願意說話。

聲音被聽見了，也不會怎樣

關於選擇性緘默症孩子的聲音被聽見，實務上，建議家長在家裡，當孩子說話時，試著把他的聲音錄下來，當然最好事先讓孩子知道。

接著在適當情境裡，讓學校老師及同學聽到錄下來的聲音。同樣地，在讓其他人聽見之前，也要讓選擇性緘默症孩子事先了解，以免令他產生錯愕。

在播放這些聲音的過程中，選擇性緘默症孩子很可能會焦慮、不自在，但也讓他了解，當自己的聲音被聽見時，事實上並沒有什麼問題會發生。讓孩子知道，自己原先過度放大的擔心與憂慮，並不會如自己所想像般發生。

朗讀的契機

朗讀，是孩子在說話之前最有可能的一個開口契機。在朗讀的過程中，先以一群人、多數人進行，至少能讓孩子有機會參與一些開口說話的活動。

我們不需要求孩子一定得大聲，但是可以仔細地觀察與留意孩子的朗讀及回應，來決定後續共同朗讀的人數，以進行必要的調整。漸進地，讓孩子有機會暴露在少數人之中，甚至最後只剩下他自己進行朗讀。

時間的等待

其實，我們內心裡多少都知道孩子是無法被強迫說話的。孩子需要我們靜靜地陪伴。我們也需要掩飾心中的那股焦慮。但無奈的是，焦慮總是露了餡，讓孩子識出破綻。

孩子不是不急。說真的，孩子也有壓力。我們彼此都在擔心，隨著長大後出社會，誰還管你緘默，誰還在乎要不要等你。緘默一日一日定型了，到時只會讓自己更加囚禁在無聲的世界裡。

面對選擇性緘默，要心平氣和地等待，真的不容易。不過，靜下心來想：與其焦急催促，或許陪伴與等待能讓孩子更有機會開口說話。

等待，並非消極地無作為

等待，並非是消極地無作為，而是在協助孩子面對緘默上，我們必須先保持平靜。這實在不容易，但是得練習，因為我們的情緒會流動、傳遞、感染與反映給焦慮的孩子；同時，他的情緒也會反映給你。

你的平靜、你的穩定，能讓孩子也安心。

面對緘默，要取得開口的金鑰與密碼，實在需要花心思，需要時間。**就讓我們先示範如何自在地面對眼前的困難，這將使孩子了解我們有多少能耐可以幫助他。**讓孩子相信，當他開了口，說了話，焦慮也能漸漸煙消雲散。要讓緘默的聲音破繭而出，我們就是孩子的支持後盾。

選擇性緘默的孩子依然可以在班上維持安靜。但是，當老師上課時問問題，這些孩子可以逐漸透過輕聲細語來回應。音量以老師聽得到為原則。一開始的聲音常有如氣音般，微弱得讓人無法聽見，但請給孩子一些時間，你可以善意地回饋他，讓他知道你接收到了他的回應。

請慢慢來。我們必須在心裡有所準備，這可能是一個月、一學期、一年，甚至於一段漫長的等待。**請相信孩子能夠開口，也讓孩子相信他有機會可以開口。**讓班上的同學們了解，每一個人都有自己獨特的特質，並且尊重、友善地對待每一個人的特質。

別讓家長孤軍奮戰
——團隊分工合作，破解緘默鐵壁

「我真的累了，我真的不知道，這回又要再去找誰？」小雪媽媽對著閨密，有氣無力地說。

「每個人都給了我許多寶貴的意見，每個人都告訴我，不能急，要慢慢等。但似乎又暗示我，現在小雪已經到了高年級，再不積極處理，就怕她愈來愈不開口說話。我到底該怎麼辦？」

聽著這些苦語，好朋友卻只能拍拍她的肩膀，也不知道能夠說些什麼。

「我們已經做了這麼多年，為什麼小雪在學校還是沒有辦法開口？那些輔導、治療和特教到底有沒有作用？我們到底還可以怎麼做？」

閨密只能靜靜地看著她，聽她訴苦，讓她把積壓在心裡已久的話，一次一次地傾瀉而出。

小雪媽媽感覺自己像是在孤軍奮戰，責任全部堆積在自己身上，就是一個人得面對許多不同的專業人員。自己像是一個原點，不斷地輻射到各個不同的人之間，有時又得在那些專業人員之間，傳達一些不同的訊息，並且進行溝通。她感到好累、好累，一切就只為了讓孩子在學校開口說話。

很殘酷的是，自己這些年說盡了話，小雪在學校裡卻依然一句話都不說。

「問題到底出在哪裡？」

閨密隱約感受到，眼前的問題需要一群人共同合作，可是好像少了什麼。「我問你，在這個過程中，誰是負責的平台？聽你說的感覺，你已經找了許多專業的人，也花了許多時間、心力在這上面。但中間似乎少了一個溝通的平台。我想，你需要的不是再去找誰，而是確認誰是當中溝通的平台，讓他以專業協助你進行整合，這樣比較容易看到成效，你也才不用四處奔波。」

這番話似乎點出了問題的核心。

小雪媽媽終於明瞭，自己原本扮演著這個平台，卻很難使力。閨密的提醒似乎給了她一個解套的機會，讓她不再毫無頭緒，一直在原地打轉。

她很清楚，關於小雪的選擇性緘默症，絕對不是單一某個人就可以解決與處理的，而是需要分工合作，整個工程是非常細膩，甚至非常長遠的事情。

只不過，這個平台該由誰來負責？

意中心理師說情障：選擇性緘默症

孩子在幼兒園階段，安靜、沉默、不說話，爸媽一開始很容易認為這是小孩尚無法適應環境，或是個性害羞、內向所造成，而不會那麼擔心，往往心裡想著也許再過一段時間，孩子就比較適應了，自然而然就會說話，因為在家裡說得很自然而流暢。

但是，當孩子持續呈現緘默狀態，特別是開始在人際、學習與生活產生困難與困擾，爸媽與老師就開始感到頭痛了。

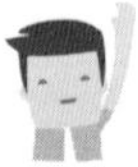

情緒行為障礙的輔導與教養祕訣

溝通平台的設定

在校園裡，為了協助選擇性緘默症孩子，需要設定一處溝通的平台。這些年在校園服務中，我便常負責團隊中的溝通與協調。

一般來說，平台的選擇，主要是資源班老師或專業團隊中的臨床心理師。在這個團隊裡，每個人與選擇性緘默孩子有不同的關係與互動模式存在。

這是一場又一場的分工合作任務，一切都是為了讓選擇性緘默孩子能在學校裡自在地開口。父母、導師、科任老師、資源班老師、輔導老師、臨床心理師與同儕（班上的小天使），每個角色缺一不可。

雖然心裡想和實際行動脫口說，當中存在著一道鴻溝，不過**當事人尋求協助的動機是關鍵**。這個動機的力道很重要，往往也決定了孩子是否有機會破繭而出，打破緘默。

與強迫症孩子尋求改變的意願相較之下，選擇性緘默症的孩子在這方面薄弱了許多。

導師的角色與任務

最艱鉅的任務是讓孩子上課時願意自發性地開口，包括回應的內容、說話的音量大小與主動性。因此，在課堂上要聽見孩子的聲音，難度往往相對較高（當然，也有例外）。

我們可以放慢講話的速度，多展現出微笑，不要求他一定得馬上回答問題，給他一些時間回應。不要一直催促。若同一個問題問了兩、三次，孩子依然沒有回應，就別再問下去。如果孩子的聲音稍微小聲，我們不見得要提醒他大聲。

老師就像是一枝螢光筆，能讓孩子的亮點被看見。可以先從說話以外的事情開始，突顯他的優勢特質。創造一種氛圍，讓孩子擅長的能力（以非語言為主）在班上有充分發揮的機會。父母也可以主動提供孩子的優勢清單，例如在繪畫或樂器演奏上的表現，讓他的這些能力被同儕看見。

資源班老師的角色與任務

如果孩子取得了特殊教育學生的身分，資源班老師除了學科補救之外（若孩子有這方面需求），可以透過抽離或外加課程的方式，追蹤孩子緘默與焦慮的情緒狀況對課業學習與校園適應的影響。

掌握孩子的學習狀況是否反過來影響他上課與上學的意願，以預防因課業落後所衍生的壓力，造成另一波拒學或懼學的問題。並且協助導師、科任老師進行班級經營的調整。

有時可以透過團體的方式，引導選擇性緘默症孩子與同儕進行活動，並追蹤、觀察與了解當事人的社交能力、焦慮與自在表現、語言與非語言的壓抑狀況等（同儕的角色與任務及協助細節，請參考下一章節）。

輔導和心理師的角色與任務

認輔老師（專輔或兼輔老師）、諮商心理師、臨床心理師，則可以透過一對一的方式，協助孩子自我覺察緘默行為，以及自己對於在特定情境（例如班級教室裡）開口說話的態度與想法（也就是面對自我緘默問題的病識感），以燃起當事人想要打破緘默的意願。

一般來說，選擇性緘默孩子在一對一的輔導、諮商情境中，優先開口說話的意願，應該會優於在原班的表現（當然也會有例外）。

・說出心中的小劇場

選擇性緘默症孩子在內心裡總是有許多小劇場，這樣的戲劇，通常觀眾、導演和編劇就只有當事人一個人。有時，劇場內容沒有對外公開播放，只是在孩子心裡，不斷上演著一幕又一幕。

有些選擇性緘默孩子不願意面對自己不說話的問題。當孩子沉默不說時，建議改由大人主動幫他，將他內在的小劇場反映出來，同理他的感受，讓他了解。

在這個小劇場的說明過程中，並不是要指責、糾正或批評孩子不說話的問題，而是讓孩子了解，是不是自己的一些認定導致開口停擺。

這些劇情，總是讓自己處於焦慮、畏縮或害怕的狀態。有時，孩子不盡然知道自己心裡正在上演這些小劇場，所以有必要由我們大人協助孩子，學習自我覺察，讓他了解這些小劇場的內容。

讓孩子發現，**「原來眼前的大人竟然可以解讀我心裡無人知曉的焦慮」**，在那當下，他會有一種被了解、被呵護的溫暖感受。

當他感到「原來有人懂我，了解我」，就不會總是處在獨自面對的狀態。

家長的角色與任務

父母的角色，主要在於讓孩子在日常生活中，能夠有更多與周遭他人互動的機會，特別是開口說話，比如在家負責接聽電話、開口購物等。同時，在相對自在的家庭生活情境中，協助孩子自我表露對於緘默的想法。

・內在自我對話練習

由於孩子在家裡比較沒有焦慮的問題存在，因此，有時會透過父母在家中多和孩子針對緘默及焦慮，進行內在自我對話練習。

讓孩子有機會了解自己的身心特質，以及面對、探索造成自己緘默的可能原因。同時，試著了解自己是否存有不合理的想法，導致逃避開口說話。

如果孩子在學校對輔導老師或心理師較不容易開口，或比較不願意面對，以我的做法，會將對話中問孩子的問題交給家長，由爸媽在家裡練習跟孩子進行對話。

以下列出對話的內容，作為參考。

・在家裡願意開口，在學校卻不願意說，自己如何解釋當中的差異？

．在學校開口說話，對自己到底會發生什麼事情？自己到底在擔心什麼？這些擔心是否真的會發生？為什麼自己這麼認定這些事情就一定會發生？

．對自己來說，在教室裡的不說話，到底要持續到什麼時候？

．在什麼情況下，自己才會開口說話？

個別差異的細膩考量

由於每一位選緘兒的形成、所面臨的狀況，以及孩子本身的異質性有所不同，每個孩子所適用的方式，在不同階段、不同的情況，所運用的方式會有所不同。並不至於有哪一種方式，適用在所有選緘兒的身上。同樣地，不同的方式，所想要調整以及改善的目的也不一樣。

別讓選緘兒孤單
——協助選擇性緘默症孩子，形成親密的人際關係

「你們兩個幹麼總是跟小渝在一起？她像個啞巴一樣，什麼話都不說，跟她在一起不會很無趣嗎？」彤彤好奇地問小映和晴晴。

「你說呢？你以為我們想這樣嗎？還不是老師要求我們這麼做。」晴晴抱怨著，小映則一臉無辜的模樣。

彤彤噗哧笑了出來。「幹麼找你們兩個？難道只因為你們是小學同班同學？對喔，不找你們，找誰。」

「你還笑得出來？再笑，我就把你拖下水！」晴晴委屈地說，「難道我們都不能有自己的時間嗎？我覺得自己下課的權利狠狠被剝奪，真是倒楣透頂。」

「如果她一直不說話，你們就一直陪她到國中畢業啊？」彤彤刻意誇張地說，「你們兩個陪她，我想導師會替你們記嘉獎，操行成績也會高一些。」

「誰稀罕這些分數。哪需要靠這差事，我們的操行本來就可以拿滿分了，你說是不是，小映？」

晴晴望著無奈的小映，繼續吐苦水。

「陪在小渝旁邊，我們也不知道要做什麼。有時候，我跟小映兩個人只顧著說話，小渝在一旁什麼也不說。這讓我們真的不知所措，說也不是，不說也不是。我不說，她根本也不會說。如果都是我們在講，她也沒機會說。每次一到要陪小渝的時間，我們心裡的壓力就很大。我看以後在教室裡，乾脆也學小渝不說話好了。」

晴晴似乎也說出了小映心中的話。

意中心理師說情障：選擇性緘默症

選擇性緘默症孩子是很容易被誤解的一群。當孩子在教室裡被問問題的時候，選擇不說，有時老師第一個直覺是：「你連這個問題也不會？」特別是當老師一問再問的時候，孩子依然不回答，就更容易被懷疑心智是否有問題，是否程度有問題。有些老師也可能誤以為這孩子在消極反抗。

其實，是我們誤解了這群沉默的天使。

當孩子長期在教室裡不說話，老師、同學們很容易懷疑他是否程度不夠，是否上課聽不懂，無法回答問題，認為他不好相處、高傲或甚至被認為是自閉。有的老師乾脆懶得再問，反正問了，他也不會說。同學們也開始嘲諷：「這麼簡單也不會回答，笨喔！」

對於這些孩子來說，真的是百口莫辯，心裡有許多疑惑，無從脫口而出。

友善一點的老師常以為這個孩子的特質就是安靜、害羞、內向。既然這是他的特質、他的個性，就不需要去改變他。

更何況在教室裡，能夠安靜的孩子對老師來說是多麼美麗的資產，因為老師往往為那些話說個不停、身體動個不停的孩子傷透了腦筋。

選擇性緘默症孩子就這麼自然而然地被忽略。

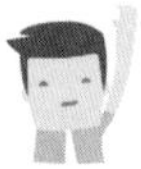

尊重每個人的焦慮反應

「感同身受」，真的是容易說，但不容易做。我們可以先請同學分享他們在哪些情況容易感到焦慮，而且那焦慮狀態是怎麼樣的一種情形。

讓同學們實際了解，每一個人對於不同的事物，都有自己容易焦慮的情況產生。例如有些同學上台會焦慮，有些同學是被注視時會焦慮，有些同學是到陌生情境會焦慮，有些人則是開口說話會焦慮，這些都是非常自然的事。

一般同學可能無法理解、想像只是開個口說話，到底困難在哪裡。對於大部分的人來說，開口說話是再自然不過的事情，就很容易認為別人應該也是如此。

每個人都有屬於自己獨特的身心特質，我們不能要求別人跟我們一樣，能夠自在地面對說話這件事情。我們不能忽略了，有些人存在著不為人知的焦慮反應。

同儕的嚴選

班上有選擇性緘默症孩子，你是否曾經為他安排小天使，以幫助他在教室裡形成人際圈？當家中孩子有選擇性緘默症的困擾，爸媽也請提醒自己，適時委請老師代為協助，安排友善的同伴。

選擇性緘默症孩子在教室裡，比較難對老師開口，但是對其他同學要突破說話這一關，相對較為容易些。因此，**為選緘兒安排友善接納的同儕（一般常以「小天使」稱呼），是一項非常關鍵的任務。**

為提升孩子在教室裡的適應，建議由班級導師選擇班上相對友善、能夠接納及有意願與這孩子互動的同儕，人數可以維持在兩到三位。先透過友善的同儕氛圍，讓選擇性緘默症孩子在教室裡感到自在，以提升未來他在教室或與同學們互動時，比較願意開口說話的動機。

同儕的選擇，優先考量對於選緘兒友善，願意主動接納，或過往他們在其他活動中有交集。與這些同學互動，選緘兒相對較自在。

另外的目的，在於製造選緘兒在校園裡有成功開口說話的經驗。同時也讓一般同學有機會了解，眼前緘默的同學是有能力開口說話的——雖然他需要一些時間開口，說話的音量較為小聲，說話的詞句較為簡短，甚至在要開口說話之前，依然顯得焦慮、不安、不自在，但，他終究開口了。

職前訓練與在職訓練

小天使的安排並非只是選好同學，直接要求孩子彼此互動，這麼容易就解決了。我經常強調，當小天使選擇出來之後，接下來就必須進行「職前訓練」及在職訓練。

職前訓練的目的，在於讓小天使可以熟悉自己將協助的緘默同學的身心特質，同時事先了解互動過程中的一些細節、注意事項。當小天使有疑惑，也可以在第一時間向老師提出並尋求解惑。

同儕選定之後，接著需要由資源班老師、輔導老師或臨床心理師等人員，來協助小天使與選擇性緘默的孩子進行互動。

例如在說話內容上，優先以選緘兒感興趣及能夠回應的內容為主。同時提醒小天使，當選緘兒自然而然說話時，可以選擇多傾聽，並適時回應。初期的互動，以在安全範圍內，能夠遠離有其他同學在的情境為優先，以降低孩子過度將注意力聚焦在別人可能聽見自己說話，而顯現出畏縮的狀況。

同學們常常心裡有疑問：「我們要花多少時間陪他？」關於互動時間的安排，除了原班分組時安排同組之外，也可以在「部分」課餘時間，讓雙方有互動機會。我在這裡強調的是「部分」，而不是「每節」下課時間，畢竟一般同學依然有屬於自己的人際與互動的權益。

不要讓小天使背負得讓選擇性緘默同學開口的任務。他們所要做的，初期在於釋放出友善的陪伴，讓選擇性緘默症孩子感受到來自同學的接納，進而感覺自在，才比較容易開口說話。

老師可以適時地了解小天使與選擇性緘默同學的互動狀態，以進一步掌握、調整後續他們的互動內容。

小天使在下課期間，可以主動邀約選擇性緘默同學，在安全的前提下離開教室，在校園進行互動。距離原班教室愈遠，對於選擇性緘默同學來說，相對較自在些。

讓小天使知道，和選擇性緘默同學聊天時，可以針對彼此共同感興趣的話題進行分享與討論。這有助於強化選擇性緘默同學開口說話的意願。同時，提醒小天使試著放慢說話速度，留一些機會讓緘默同學做反應，不催促他說話。

如果發現選擇性緘默同學太過於依賴小天使，老師可以再增加新的小天使進來。每增加一次人際互動的複雜性，對於選擇性緘默孩子就是一項挑戰。

假使發現選擇性緘默症同學主動尋找其他同學，原先的小天使們就可以暫時不去陪伴。這是好現象，意味著選擇性緘默同學在人際互動上，已經逐漸跳脫舒適圈，並擴展開來。

這站，沉默。下一站，開口？

——選緘兒班級轉換的注意事項

「我想，在畢業之前，我在學校都不會再開口。」小威突然這麼說，語氣很篤定。

「為什麼？」媽媽嚇了一跳，問他。

「我現在開口講話會變得很奇怪。同學們已經習慣我在班上不說話，如果我突然開口，反而會讓他們覺得很奇怪。」

「怎麼會奇怪？說話本來就是很自然的事情。你不說話反而才怪。你說話了，其實是變自然啊。」

「反正我撐到今年畢業，等上了國中，我就一定會說話。」

「你怎麼有把握進入國中，你就會開口說？」

「因為那時候，班上比較沒有認識我的人，我可以重新開始，那時說話人家就不會覺得很怪。」

「那如果到時候又不開口，該怎麼辦？難道又來個連續三年不講話？那我可受不了。」

面對媽媽的疑問，小威一時也說不出所以然來，但心裡就是很篤定地認為，轉換到一個新環境，開口應該就比較容易一些了。

說真的，爸媽好急。小學老師以及同學們似乎不再期待小威開口說話，他們已經非常習慣他在教室裡的安靜，甚至於就像不存在一樣，只是個空殼。

小威也非常矛盾。其實靜靜地待在教室裡，同學不來找，老師不來問，自己也習慣了。只是心裡總有些話想表達，有些疑問想發問，但自己卻步地開不了口。

在說與不說之間，小威終究還是選擇了安靜，甚至於做了國小階段持續不說話直到畢業的打算。

意中心理師說情障：選擇性緘默症

有些孩子很容易設定「只要我在原來的校園不開口，在畢業之前，就不在這學校開口」。有些孩子會覺得，別人認為自己不說話，而只要他一說話，別人就會覺得很奇怪，為了避免讓別人覺得自己很奇怪，索性在這學校裡就不開口了。

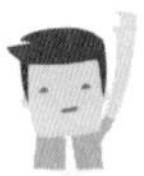

情緒行為障礙的輔導與教養祕訣

沒有把握的賭注

有些孩子會向爸媽表示，「等到我轉學了／等到我升上國中之後，我就會開口說話。」但在這當中，我們必須很謹慎地留意，到底是什麼樣的理由可以說服我們，讓他轉換到下一個環境就會開口？

這我沒把握。應該說，非常沒把握。

這是一場賭注，沒有人有把握。如果轉換到下一個環境，孩子依然不開口，這時孩子的緘默問題將更加嚴重，因為不成功的經驗一直累積，可能導致他索性都不說話。

有些孩子可能期待轉換了一個新的環境，例如轉學，或者從國小六年級畢業了進入國中，班上的同學重新換了一群不認識的孩子，自己或許就可以開口說話。但是，另外一個問題衍生出來：面對新環境、新成員，對孩子來說又是另一種需要心理調適的過程。

面對這一種新的壓力源，有些孩子不開口說話的問題再次出現。問題又來了：當在新的環境，自己又不開口，再度加深了自己的失敗經驗，往往讓孩子心裡感受到極大的挫折。他又要開始擔心，未來三年，自己是否又會像國小六年一樣不開口說話。

選擇性緘默症的改變需要長期以及細微的介入。父母與老師的任何一個舉動，都足以影響到這些敏感的選擇性緘默症孩子，對於未來學習情境的適應。

這也是影響到他們日後擺脫緘默，選擇開口，或讓開口說話的焦慮指數降低的關鍵。

其中，班級情境的轉變，對於選擇性緘默症孩子來說就存在著許多關鍵變數，不得不謹慎思考。

不建議轉班

如果選擇性緘默孩子在原班的狀況持續不理想，是否建議轉班？

在實務上，過往要求轉班成功的例子非常少，無論一般生或各類型特殊學生都是如此。因為這牽扯到整個校園系統編班的複雜性及教師生態問題（例如在二〇一一班不說，在二〇二班開口，這又反映出什麼狀況？）。因此，提出轉班的要求，在實務上並不建議。

轉學的下下之策

有些家長考慮是否要讓孩子轉學，或者在小六升上國一的時候離開原來學區的學校，選擇其他的校園。然而，**轉學及離開原來學區皆非必要，並不建議優先考量。**

當孩子轉學，或升國中時轉換原來學區的學校，從好處來看，換了原來班上的群體，減少了原有同學對於選擇性緘默症的負面標籤或印象（如果存在的話）。對當事人來說，少了新同學可能存在的刻板印象及先入為主的觀念，相對讓自己開口說話的動機提升了。

但是從缺點看，孩子必須重新適應新的同學，這又將是另一種班級適應的壓力，也挑戰著孩子的抗壓性。

面對一群新同學，如果孩子又持續保持緘默，這些負面經驗的累積很容易更加重原來的緘默狀態。

面對新的年級轉換，例如從國小二年級升上三年級，或四年級升上五年級重新編班，或轉銜從幼兒園大班到小一，小六到國一，國三到高一，這個過程是很自然且必經的階段，孩子不得不去面對（但是若為小型學校，一個年級只有一班的狀況則除外）。

然而，無論是轉銜或年級轉換而重新編班，當中仍然有許多我們可以事先預防、準備，並給予選擇性緘默孩子積極協助的地方。

轉銜的協調

對於具備特殊教育學生身分（情緒行為障礙）的選擇性緘默症孩子，往往會透過每學期的ＩＥＰ（個別化教育計畫）會議，委由相關老師、家長及專業團隊等進行討論。

若孩子未取得特殊教育學生的身分，面對年級轉換，必要時也可以透過輔導主任等行政人員協調二年級與三年級的導師、四年級與五年級老師，在編班上進行溝通，使得這些孩子在轉換年級上能夠更加適應。

考量新年級轉換的重新編班時，例如從二年級升到三年級，四年級升到五年級，若新班級有幾位原來的同學，而其中有好朋友或相對友善的同學，將讓選擇性緘默症孩子在適應上比較自在，焦慮指數相對會降低。這群友善的同學扮演了情緒穩定的保護角色，友伴關係可以繼續延續。

不友善同儕的處理

另外一種狀況是，當重新編班，結果班上（三年級、五年級）出現幾位先前（二年級、四年級）會排擠、欺負當事人的不友善同學，這時，我們必須謹慎地留意這些同學對於選擇性緘默症孩子的影響。

在班級裡，特別留意，是否有特定學生容易出現對該孩子有嘲笑、欺負等不友善的舉動。如果的確存在，需要進一步採取個別與這些同學對談，讓他們了解自己需為這些不友善的行為承擔可能的責任與後果。

但值得我們思考的是：面對這些不友善的同儕，先前我們是否曾經努力並有效地處理，讓這些欺負或霸凌的現象有所改善。

孩子有分離焦慮怎麼辦？

──依附關係的重新修復

「媽媽，你趕快走，這裡我們來處理就好。」芽芽老師一臉無奈且不耐地催促著媽媽離開。

幼兒園的大門口，來往接送孩子上學的爸媽與小朋友們不時轉頭望著淒厲哭鬧的小俐。這幕戲每天在固定時間、固定地點，準時開演。

「你比那個小朋友勇敢喔，上學都不會哭，好棒，媽媽喜歡。」

「不要學那個小妹妹，你要乖一點，聽老師的話，好好上課，知不知道？」

「這孩子真任性，一定是被父母寵壞了。」

婆婆媽媽的雜音、芽芽老師催促離開的聲音、女兒小俐聲嘶力竭的哭喊聲，外加不耐等候、急著上班怕遲到的先生猛按喇叭聲……這些參雜在一起的噪音讓媽媽頓時卡住了，不知道該如何是好。

「媽媽，拜託你趕快離開好不好？再這樣下去，我今天都不用上課了。」芽芽老師使勁全力猛抱著小俐，但也被她拳打腳踢，顯得狼狽不堪。

「叭叭……叭叭……叭叭……」先生催促著，媽媽心一橫，頭也不回，沒說再見便快速離開。

但是問題也來了。當媽媽離開了幼兒園，小俐在教室裡根本無法上課，不斷哭鬧，不斷尖叫，不斷喊著：「我要找媽媽！我要回家！我要回家！」原本在教室裡嘻嘻哈哈一起玩老鷹抓小雞的小朋友，氣氛也變了樣。

阿威問老師，「芽芽老師，我媽媽呢？我媽媽去哪裡了？」

小香也急得哭了出來，「我想要回家，老師，我什麼時候可以回家？」

珠珠不時拉扯著老師的圍兜兜，「老師，現在幾點了？」

這讓芽芽老師亂了陣腳，氣急敗壞地念著：「還不都是因為你，吵著要找媽媽，害其他人都受到你的影響。這麼想回家？不然我打電話叫你媽媽來接你回去好了。」

聽到老師說要打電話叫媽媽，小俐的眼睛突然亮了起來，「老師趕快打電話，媽媽什麼時候來接我？」

芽芽老師雙手扠腰，心想自己怎麼做都不對。「到底是怎麼一回事？為什麼小俐這麼不想待在幼兒園？我有那麼可怕嗎？還是我和小俐八字不合啊？」

「老師，我媽媽什麼時候會來？」小俐拉著老師的衣角追問。

意中心理師說情障：分離焦慮症

分離焦慮症和依附關係的發展明顯有所關聯。依附關係，是指孩子最早與重要他人（例如媽媽、保母、奶奶等主要照顧者）所建立的情感關係。

當孩子的依附關係發展得不順利，很容易在主要照顧者離開視線後，旋即處在一種不安全感及不信任的狀態，而產生過度焦慮的情緒。

孩子會過度、不合理地擔心、害怕、憂慮、恐懼主要照顧者受到傷害、發生意外，或一去不回來。這念頭在孩子的心裡不斷像漣漪一樣擴散、擴散再擴散。

這種因為分離所產生的害怕、恐懼、逃避分離的情形，在兒童、青少年的案例中，至少持續四週。

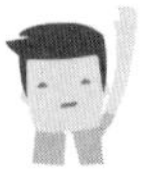

情緒行為障礙的輔導與教養祕訣

察覺分離焦慮的出現

一般來說，孩子很容易在前一天晚上睡前、早上出門前或抵達學校後，在預期或準備和主要照顧者分開的當下，出現分離焦慮，想要逃避或抗拒與照顧者分開。

課堂上，焦慮的呈現往往是不斷地問：「媽媽呢？媽媽呢？老師，我的媽媽去哪裡？媽媽什麼時候回來？媽媽會不會回來？現在幾點了？老師要下課了嗎？老師，我要找媽媽？我要回家！」

同時，孩子會不時地探頭向外看，當下的注意力完全聚焦在主要照顧者（如媽媽）的身上，並且分離焦慮會不斷地擴大。

頭過，身就過的概念

為了讓孩子轉移注意力，一早進學校之後，比較容易忘卻和主要照顧者（如媽媽）分離的事實，有些老師會在一天課程剛開始時，安排一些吸引小朋友的課程活動，例如玩具分享、吹泡泡、溜滑梯、球池玩耍等內容。

讓孩子在第一節課可以適應之後，後續一直到放學之前，能安心地待在學校。如果老師願意安排，這是很可行的方式。建議老師可以和家長溝通：容易吸引孩子的活動內容是什麼？以達到頭過身就過的效果。

不過度強調

當老師在一天裡，已經明確地告訴孩子：「你在幼兒園上課，媽媽在家裡做家事。」「媽媽現在去上班，下午四點鐘會來接你。」等訊息，課堂上，建議就不再過度強調「媽媽不在身旁」、「媽媽一定會回來」、「媽媽沒事」等話題，以避免不斷地讓孩子的注意力窄化在「和媽媽分開」這件事情上，而更加焦慮、擔心及害怕。

改變陪伴的對象

分離焦慮的孩子，會事先預期和主要照顧者的分離。例如，當媽媽陪同到學校，沿路就會開始擔心在抵達學校那一剎那，媽媽就得離開。

因此，我會建議改由其他的照顧者（例如阿公、阿嬤或爸爸）進行陪伴，以降低孩子預期的心態，同時改變上學的經驗。

日常生活中，適度地遠離孩子的視線

建議平時主要照顧者、孩子的依附對象（比如媽媽），在日常生活中，練習逐漸遠離孩子的視線。

例如，在家中有其他人的陪伴下，告訴正在玩扮家家酒的孩子，「你和爸爸在家，媽媽現在出門等垃圾車。」或不時在孩子面前走動，但是讓他知道，你在陽台晾衣服、在浴室洗澡等。

在遠離的過程中，讓孩子感到安心，讓孩子慢慢能夠接受主要照顧者不在身旁、而且什麼狀況都沒發生的現實。

如何區分拒（懼）學和分離焦慮？

分離焦慮孩子很容易進一步延伸至拒（懼）學的問題。然而，拒（懼）學的問題卻不一定是分離焦慮。

有些孩子平時對於主要照顧者（例如媽媽）離開自己的視線，並沒有明顯的焦慮產生。比如當媽媽外出時，孩子依然可以安心地在家裡和其他人在一起。

然而，對於上學這件事情則明顯出現抗拒或畏懼。這時，在處理的方向上，比較建議是從拒（懼）學來處理。

你可以回想，孩子在參與其他的課程與活動時，分離焦慮是否依然出現？像是孩子去參加校外跆拳道、游泳課、畫畫課，很自然可以跟媽媽分開，但是上學時卻明顯無法進入教室，這時，則需要思考拒（懼）學的可能性。

生活中，是否出現重大事件？

當爸媽發現孩子疑似分離焦慮時，可以試著回想，過去孩子是否曾出現類似的現象。

若長期以來，孩子在幼兒園、小學都沒有類似狀況發生，近期卻對於分離一事顯得特別敏感，建議釐清孩子在這段期間，是否經歷了重大的壓力事件，而對於分離過度敏感，例如家人生病、受傷、車禍或過世，自己曾經走失或迷路等。

這時，優先處理的重點在於區辨孩子的壓力源，以及針對該事件，協助孩子因應、調適和解決問題。

情非得已的強迫症

——同理高度焦慮與痛苦

導師面無表情地走進輔導室，在狹小的空間裡面，仁豪的爸媽拘謹地坐著，臉上顯得無助，滿是尷尬望著老師說：「陳老師，真的很不好意思，還浪費你的時間來開會。」

「沒關係啦，只是我不知道這次來，自己能幫什麼。」

主任進來了，資源教室老師以及輔導老師也陸續就坐。

「感謝仁豪爸媽以及陳老師撥空前來，參加這次的個案會議。今天主要的目的，是讓彼此了解仁豪目前在教室、在家裡的一些狀況，以及關於強迫症的就醫情形。並且討論看看，在教學、輔導策略與家裡陪伴上，有哪些是大家可以協助的。」

「主任，你也知道強迫症是輔導、特教和醫療的事情，我對於疾病又不是那麼了解，也不知道能夠幫他什麼。」陳老師悻悻然地說，「我只是很納悶，哪有人寫字時需要底下墊一把尺，好讓那個字出來的底線都維持在水準線上，這麼工整到底要幹麼？我也沒有那麼嚴格要求。那天考試時，發現他忘了帶尺，愣在那裡十幾分鐘都沒作答，最後拿起學生證墊在底下，我在想這孩子是否要作弊，問了他：『你在做什麼？』他竟然說，要讓字維持工整一點。你說這舉動是不是很奇怪？但是，這和我又有什麼關係？」

導師還是覺得學生有「強迫症」和自己真的沒有切身關係，因為讓自己頭痛的是，班上那些動不動就嗆老師及不斷干擾上課的其他同學。至於仁豪，導師反倒覺得這是他個人的問題。

輔導老師說：「他會選擇這麼做，主要是無法容忍歪斜所帶來的瑕疵、不完美。這些瑕疵是他給自己的定義，莫名其妙的定義，沒有功能，卻耗掉了許多時間與心力。當然，要維持每個字體水準線的基準，一般人很難理解與想像，搞不懂他是哪根筋不對勁，也很難想像在那種狀態下，他是多麼焦慮不安。」

輔導老師試著讓大家明白，仁豪心裡面那一股不為人知的非理性想法，幫助與會人員能夠更加了解仁豪因強迫思考及強迫行為，所感到的痛苦與無奈。

「大家比較不容易發現的是仁豪在心智活動上，總是不斷地重複進行計算、檢查、核對、確認，計算、檢查、核對、確認……對於眼前的題目，一次、一次又一次，沒有辦法安心做最後的確認。單單這件事情，就足以耗損他許多心力。更不用說大家所知道的，他一次、一次又一次，不斷用肥皂、洗手乳洗手，搓揉、清洗，再不斷地搓揉、清洗，像個儀式般，反覆、反覆再反覆。」

媽媽聽到這裡，心疼得眼淚直流。但陳老師還是一副事不干己的模樣，「然後呢？我可以做什麼？」

意中心理師說情障：強迫症

強迫症的核心問題，主要包括強迫思考與強迫行為。**當事人很清楚強迫思考是不合理的，卻很無奈，自己又沒有辦法有效壓抑、控制這類不合理的念頭出現。**這種念頭，總是說來就來，不會經過當事人的允許或授權，直接侵犯他的思考，使人處在無法招架，任由它擺布的狀態。

不合理的強迫思考，往往引發孩子極度地焦慮、高度地痛苦，產生極度困擾。

為了緩和強迫思考所引起的焦慮，便會透過強迫行為來抵消不舒服的情緒。

然而，強迫行為雖然可以帶來短暫的舒適，卻沒有辦法讓他遠離不適當的焦慮，孩子很清楚這些強迫行為是不合理的，同時不能讓別人發現。

在這種情況下，雖然短暫時間讓焦慮舒緩，但是由於孩子把大部分的時間精力，聚焦在眼前不需要出現的重複行為，而造成當下應該要做的事情明顯停擺。由於該做的事情沒有做，這時，焦慮又喚起強迫思考，開始了周而復始的無盡折騰。長期下來的惡性循環，令人疲憊不堪。

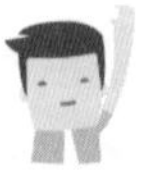

情緒行為障礙的輔導與教養祕訣

容易被忽略的高度痛苦

對於老師而言，強迫症不至於像過動兒或對立反抗疾患孩子，在班上造成明顯困擾。強迫症孩子並不想、甚至不敢讓其他人知道，也不曉得自己到底在想什麼。

只不過，強迫行為所造成的一些反覆表現，例如在班上，孩子反覆要求離開教室去走廊洗手，或考試、寫評量和寫作業時，不斷地擦掉重寫……面對孩子對這些事情的過度要求，老師無法理解到底他心裡在想什麼，甚至感到不以為然。

患有強迫症的孩子很容易被誤解，例如：

1.因為強迫行為，導致孩子在生活中，面對眼前該做的事務動彈不得，造成拖延現象。大人認為他沒有費盡心思與努力在該做的事情上，往往忽略了強迫思考以及強迫行為帶給孩子的痛苦。

2.因為強迫行為，導致孩子在學習中，專注力受到影響，妨礙學業表現，但大人並不了解。

3.因強迫症導致日常生活及學習上的停擺，造成父母以及老師不知該如何協助孩子。

4.因為強迫思考及強迫行為，導致孩子伴隨高度焦慮與痛苦。

5.因為強迫思考及強迫行為，導致孩子在人際關係上有明顯的困擾。

6.孩子所感到的高度焦慮以及痛苦，周遭他人很難明顯感受。

7.強迫症患者很難自我表露內在不合理的強迫思考，而經常處於一種壓抑的狀態。

8. 面對強迫症，父母以及老師比較注重的，依然是孩子的表現有沒有符合自己的期待，而忽略了孩子的痛苦。

自我監測

強迫症的孩子很容易陷入「自己嚇自己」的模式，在這種情況下，我們可以透過檢視，去看看這些念頭是否存在一些錯誤的訊息。

協助孩子自我監測他的強迫思考出現的時間點。**協助孩子去記錄當下自己的想法，把它寫下來**，我們就可以陪伴孩子清楚地檢視，到底是思考的哪一個環節出了問題。

黑白辯證與自我對話

寫在白紙黑字上，讓孩子有機會進行黑白辯證，透過自我對話的方式，知道其實自己可以慢慢掌控原先難以招架的強迫思考，自己有能力決定到底要如何去想，沒有人可以強迫我們。

引導孩子透過身處於兩個不同的角色，練習自我對話。如果以黑、白來分：黑色角色總是讓自己處在焦慮不安的狀態；白色角色則是以比較合理的方式，讓自己面對、解釋眼前的事物，而不至於一直受到黑色想法影響，讓自己感到極度不安。

給自己時間

讓孩子知道，他可以允許自己有些時間好好練習，如何與自己的強迫思考、強迫行為共處。

協助孩子慢慢了解，他需要有時間做自我調適。每一次的自我調適，難免產生不舒服的感受，特別是當自己停下強迫行為的時候，焦慮往往很可能再次出現，而很容易又想要做出強迫行為。這樣的無奈，在類似的兒童、青少年身上其實都會發生。不是自己的能力太弱，無法處理，而是這真的需要一些時間。

殘餘的煩惱

其實強迫思考、強迫行為，還是會殘餘在當事人的腦海裡。雖殘酷，但無所謂，人不可能完全沒有任何瑕疵或困擾。**一個人在生命中，總會有一些小小的bug存在身上，只要這些對於生活不至於產生明顯妨礙，就先和它共處也沒關係。**

換位思考

你可能想問：面對眼前的強迫症孩子，我到底能做什麼？

我明白，「試著接納與同理孩子的狀況」這句話說來簡單，事實上真的很不容易。不過，如果對強迫症的概念有基本認識，至少我們不至於責罵、指責、糾正，或認為孩子為什麼一直沒有辦法依照我們的想法做事。

換位思考，試著讓自己成為一個強迫症患者。

以下這段敘述，是用第一人稱「我」來開頭，你可以試著朗讀一下，讓自己感同身受孩子當下的痛苦。

「我很想告訴各位，我並不是故意要這樣。我也沒辦法，但是又莫可奈何。這些強迫行為的出現，讓我非常非常的痛苦。我的注意力受到這些強迫思考的干擾，導致很容易分心，沒有辦法專注在眼前的事物。我的注意力一直聚焦在讓我感到焦慮不安的細節上，這讓我心跳不斷加速，血壓不斷上升，呼吸和脈搏不斷加快，心緒很容易混亂，我沒有辦法穩定下來。在這種情形下，如果要求我的表現要符合你們的期待，其實真的是非常困難。」

無人知曉的強迫思考

——讓孩子坦然說出口

「媽媽，俊宏在浴室裡那麼久了，還不出來啦！」姊姊按捺不住煩躁，因為俊宏已經在那裡面待了快兩個小時。

媽媽敲著浴室門，很納悶地問：「俊宏，你在浴室裡面到底在做什麼？」

媽媽不斷敲門，敲門的聲音，又中斷了俊宏剛剛擦拭自己手臂的次數。

於是，他只能再一次在手臂上塗抹肥皂，重新擦拭，用清水沖洗，塗抹肥皂，重新擦拭，用清水沖洗，重複又重複……

這樣一來，又擔誤了時間，一直占用浴室不出來，讓急著想要洗澡的姊姊大為不滿。

浴室外的家人無法理解俊宏心裡揮之不去的強迫念頭。他覺得自己的心靈被沾染的汙點，像水墨般暈了開來，對自我的不合理要求有如一種純白的嚴苛，他無法容忍絲毫汙點沾染在自己身上。

當這些汙點染在自己身上時，是多麼地令人難以忍受，他極度想要去除，於是塗抹肥皂，重新擦拭，用清水沖洗，重複又重複……

「你這個怪胎，到底要洗到什麼時候？」姊姊用力搥著浴室門，發出砰砰砰聲響，拉開嗓門大聲叱喝，「你現在馬上給我出來！」

我們真的無法想像，孩子洗澡能夠洗到什麼樣的程度？

讓家人覺得奇怪的也不只洗澡這件事。媽媽注意到，每次要上學前，俊宏都花了許多時間，不斷在整理衣櫃裡的衣服，或者當天所穿的衣服，他不斷地拉衣角，想要把衣服拉平整。

俊宏耗費了許多時間，重複在這些沒有功能的事務上，導致上學時間到了，他卻沒有辦法準時出門。

隨著出門時間愈拖愈久，對於俊宏來講，壓力就愈來愈大，注意力卻又聚焦在衣服沒有弄整齊，衣角沒有拉好、拉直、拉平，而造成自己強烈的痛苦。

俊宏很清楚，如此不合理的想法一定不能讓別人知道，也不需要讓別人知道，因為實在很難和對方解釋，對方也一定很難想像，甚至於不想要了解為何他要想太多，自尋煩惱。

意中心理師說情障：強迫症

強迫症患者的注意力逐漸窄化，讓當事人非常辛苦，把注意力一直聚焦在那些非理性、不需要在意的枝微末節，使自己一直處於焦慮不安的狀態。

自己窮盡所有的心力在這個點上，沒有功能地聚焦，重複再重複，實在情非得已，如同墜入無盡的深淵，令人無助又無奈。

痛苦啊，痛苦，因為所有的心思都聚焦在這些細微瑣事上，無法繼續進行原本應該要做的事，結果一直停滯不前，讓自己持續暴露在事情未完成的焦慮狀態。

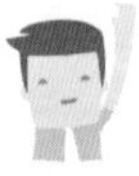

情緒行為障礙的輔導與教養祕訣

思考孩子的壓力事件

面對強迫症的孩子，**首先要試著釐清孩子的壓力源是什麼**。有時，我們只看見他表面的強迫行為，卻忽略了造成強迫思考的壓力事件，很少去探求這行為背後到底在傳達什麼訊息。

對於患有強迫症困擾的孩子來說，當壓力事件超出自己能承受的負荷時，很容易誘發出現強迫思考與強迫行為。

例如，當壓力源來自課業，我們可以思考，孩子的課業表現是因為能力的關係、負荷量的關係，還是程度沒有辦法跟上。必要時，針對課業要求進行適度調整，減少不必要的壓力，讓孩子在學業上能夠喘息。

有苦難言的無奈

這些年來，許多患有強迫症的兒童、青少年被轉介至輔導室或相關醫療院所，往往因為孩子的表現與父母、老師的期待，出現明顯的落差。

特別是在課業上出現不專心的問題，同時在日常生活中，經常拖延、耗掉太多時間，比如有些孩子在刷牙、洗臉、洗澡、寫作業上，浪費許多時間，更重要的是，該做的事情依然沒有做。這是父母和老師最在乎、在意的事，反而忽略了孩子因強迫思考所伴隨的焦慮——然而，這也是最令當事人痛苦與煩惱的。不為人知的內心負擔以及壓力，正吞噬著孩子的內心，耗損他的能量。

我們是否知道，孩子的強迫思考已經折騰了他多少年？

你可能會懊惱並疑惑，為什麼孩子不跟爸媽談他的強迫思考。最常遇到的情況是，面對孩子的強迫行為，我們常常不假思索就開始指責他，糾正他，批評他，總覺得他的所作所為都是故意的，不肯改過的。

但是，當我們還沒有搞清楚狀況，就劈頭數落，會使孩子與我們拉開很遙遠的距離。因為他發現我們並不懂他，甚至於根本不想了解他，無法去感受到他長期的痛苦。

我們必須想想：為什麼孩子如此難開口，無法對別人說出自己的強迫思考？同時，如何讓強迫症孩子願意坦然地跟我們談到他自己不為人知的強迫思考？

因為信任感，坦然對你說

強迫症當事人很難把自己的這種病症說出口。在無法脫口說出的情況下，讓自己又處於壓抑的狀態，而痛苦難耐。

要讓孩子有機會，甚至於能夠自在地對你坦白他內在的焦慮，其實牽扯到彼此的關係。當關係存在，孩子比較容易開口告訴你。若他能適度地開口說，多少可以舒緩心裡積壓許久的負面情緒。

如果我們真的希望讓孩子願意接受我們的協助，首先要讓他感受到，對於他的困擾，我們願意同理以及了解，這是最基本，卻也是最困難的一件事。

讓孩子發現你的介入和參與，有助於讓他的心情舒坦。讓孩子試著對你開口說出在他心裡和腦海中的強迫思考，那些說出來，他自覺非常丟人而羞愧難堪的事情。

當孩子願意開口說，也正反映出你們彼此之間存在著信任感。這種信任感，有助於孩子像剝洋蔥般一層一層地，在你的傾聽、支持、同理以及引導下，漸漸釋放壓力般，慢慢將這些不合理的想法，一一訴說出來。

生命經驗的共鳴

我們每個人都有一些不為人知的生命經驗，好好和孩子分享，聊一聊吧！讓彼此之間產生共鳴，將有助於拉近與孩子的距離。

這種情況就像你手上的一本書，書腰有摺痕。有些人感到短暫的不舒服，抱怨個兩、三句就過去了。但是你整個思緒在摺痕上一直繞圈圈，渾身不對勁，結果書也不用看了，因為所有心思都在那處摺痕上。你不知道自己在幹麼，耗費了許多時間在這上面，你很想把摺痕弄平，卻發現自己一次一次地耗費太多心思在那上面。

但你忘了思考：買了一本書，重點是在閱讀書的內容，從書中獲得知識、想法、解決問題的辦法，或者娛樂休閒等。

書腰摺痕對你來說，到底代表什麼？對你的人生會產生什麼樣的改變嗎？

我們把自己的注意力窄化，放在微不足道的事物上，又不想讓別人知道這些不合理的想法，因為可能有損於別人對我們的印象。

沒錯，我們許多大人也會如此。讓孩子知道，我們大人也有脆弱的一面。

第三章 畏懼性疾患

當孩子出現社交恐懼症

——讓社交更自由自在

曼曼覺得所有人都在看她。

在學校的餐廳裡，她總是處於焦慮難耐的狀態，如坐針氈，覺得每個人似乎都在觀察自己咀嚼食物的蠢模樣，甚至會覺得她拿起筷子、夾起餐盤上的食物、往嘴巴放的動作十分可笑，連喝湯都出奇地大聲，像豬在叫，讓人想笑。

她過度聚焦於自己的一舉一動，甚至覺得自己的滑稽吃相像被放大在電視牆一樣，讓餐廳所有同學都看得一清二楚，還可以隨時按暫停、截圖，上傳到網路社群，來嘲諷自己的蠢模樣。

同學們陸續從面前走過，曼曼十分尷尬，覺得自己的坐姿會妨礙到對方，甚至於覺得自己不應該在這裡，她和大家格格不入，像是破壞了用餐氣氛。

她總覺得不會有同學過來和她打招呼，跟她講話。自己如果太專心用餐，同學一定會認為她怎麼那麼不近人情，高傲冷漠，拒人於千里之外。

曼曼有好多次都忍住飢餓，不敢到學生餐廳吃飯。有時躲在校園的角落，拿著早上壓扁的麵包果腹。但即使是這樣子的動作，也讓她聯想到同學們一定認為她古怪，覺得她像松鼠一樣躲起來，在森林裡偷吃東西。

曼曼感到渾身極度不舒服，害怕、恐懼又擔心等回到教室，同學們會如何以嘲諷的眼光看自己，就像在笑看落難的松鼠一樣。

回到家裡，她也很恐懼上網去看社群網站的討論和留言。她很害怕上面一定會有很多對自己的負評，而她絕對會承受不住。胸口感到鬱悶，整晚都失眠，她不用睡了。

意中心理師說情障：社交恐懼症

對當事人來說，當暴露在一種或多種要被檢視、被看見的社交情境當中，容易出現極度的焦慮或恐懼，例如需要跟別人互動、對話交談、面對面或打招呼。

社交恐懼症的孩子經常會放大自己面對社交時的壓力，做出不合理的解釋，而讓自己陷入莫名的焦慮、畏縮。不合理的想法總是充斥在這些孩子的念頭中，使他們在社交上裹足不前，動彈不得。

情緒行為障礙的輔導與教養祕訣

調整當事人的認知

社交恐懼症的患者很容易將所處的環境無限地放大、擴大，而讓自己處在恐懼、畏懼的情形。這些內容相對地不合理，與事實也不符合。

在過程中，主要是協助當事人重新調整他對於該情境的解釋，練習以比較合理的方式，面對過去自己原先比較不合理的解釋，打破自己原先負面解讀的設定。

而在這期間，需要不斷地進行認知上的調整，協助當事人列舉他所相信的證據，以及不符合的證據也同時列出。

例如，當同學們都在嘻笑的時候，自己如何去解讀當下這些情境。把各種可能的解釋原因詳列下來，並且逐一進行討論，把不近情理的部分直接刪除。

轉移注意力，讓自己放鬆

讓當事人練習將注意力聚焦於讓自己舒服、自在的焦點。例如，試著將注意力集中在用餐時，餐盤裡菜餚的味道、顏色、形狀、料理方式與餐盤的擺放等，只要任何足以轉移自己注意力的地方都可以。

複製成功的社交經驗

孩子需要有成功的社交互動經驗，勝過於我們給他過多的道理。

當學校老師願意來協助社交恐懼症的孩子，首先，可以找到願意與當事人互動的同學，這一點非常關鍵。因為同學的友善扮演了決定性的角色，這會讓當事人決定自己是否有信心來啟動社交互動。

這關係到孩子是否能夠感受到實際的友善互動關係，同時證明自己是有能力可以進行社交互動的。

讓孩子能實際感受到：原來我做得到，原來我可以和周圍的他人進行互動。

我們可以試著找到社交恐懼症孩子在社交上，可以改善的部分。例如：在與人互動的時候，眼神如何接觸？如何進行話題？手勢、動作等，如何讓自己更加自在？強化孩子在社交互動上，所擁有的能力。這一點，對於社交恐懼症孩子是非常重要的部分。

模擬情境

由於社交情境相對地複雜，因此在日常生活中，可以和孩子練習社交情境的模擬，對於在實際生活裡比較容易遇到的社交情境，試著進行演練、揣摩，從過程中，慢慢去掌握關於情境的了解，以及為可能出現的狀況進行解套。

同時，和孩子一起分析，哪些是會令他感到尷尬受窘的情境，例如當對方眼神直視自己的時候，自己會不知所措，或者是當對方走向他時，不知道該如何應對。另外還有關於大家所討論的事情，自己覺得不了解的時候，該如何因應。

練習掌控自己的焦慮

協助社交恐懼症，主要採取漸進式，以有系統降低過度敏感的做法，讓孩子對於原本害怕、恐懼的社交互動，逐漸找到能夠讓自己安心、自在的互動模式。

每一次與他人的互動過程，總會喚起孩子心中的一些焦慮，這時，適度地協助孩子做放鬆訓練，幫助焦慮程度逐漸降低，慢慢地練習可以掌控自己的焦慮反應，以及情緒的強度。

當孩子上台，過度恐懼怎麼辦？

——解除孩子的過度聯想

文碩整個晚上無法入睡，不斷地翻來覆去，兩個眼睛瞪得大大的，雖然很疲倦，但是一點睡意也沒有。

他下了床，不知所措地在房間裡走來走去，雙手搓揉著，在深夜裡，很明顯感受到心跳極速加快。他嘴巴念念有詞：「怎麼辦？怎麼辦？明天早上就要換我上台報告了。怎麼辦？如果到時上場說不出話、忘詞了，怎麼辦？如果底下的同學交頭接耳在嘲笑，或者被老師直接叫下台，那我不就糗大了。怎麼辦？我好希望明天重感冒、肚子痛……」面對歷史課的上台報告，文碩已經足足焦慮、恐懼了兩個多禮拜。

想到在台上的表現，文碩滿腦子想到的都是自己非常糟糕的窘狀。各種可以想像的畫面，在腦海裡像HD高畫質畫面不時播送著。

台下同學以及老師的冷言冷語，像跑馬燈般一遍又一遍地跑過。這些影像讓他整個晚上喘不過氣，更何況隔天早上得直接上台，面對台下滿滿的聽眾。

別說上台，單單想到自己走進教室，他就覺得整個腳像被綁上重重的鉛塊，根本無法抬起腳，也跨不進教室的門。門檻何其高啊！

雖然明天要報告的歷史是自己最擅長的科目，他卻腦筋一片空白，甚至於把相關的年代、人物完全混淆在一起了，根本無法思考。想到自己可能會語無倫次，就覺得無法呼吸。

他知道明天是無法從床上離開的。從走出家門、踏進學校到跨入教室這一段路，多麼令人恐慌。他實在招架不住，更別說那令人恐懼的舞台了。

意中心理師說情障：上台恐懼症

適度的焦慮，有助於表現；但過度的焦慮，卻很容易壞了孩子的表現。焦慮的感受像月暈一樣，被孩子無限地放大、放大再放大，也讓自己因接下來可能的難堪表現而畏懼。

如同社交恐懼症，關於在他人面前的表現，孩子對即將出現的行為產生了不好的預期，同時擔心他人對於自己的負面評價，對於上台分享、報告，容易誘發恐懼、焦慮及害怕，而出現想要逃避或過度忍受的狀態。

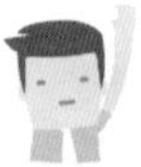

情緒行為障礙的輔導與教養祕訣

釐清焦慮的關鍵原因

焦慮，反映了當下我們正注意什麼，以及如何去解釋這件事。試著先釐清孩子為上台而焦慮的可能原因，例如底下同學嘻笑的反應、老師嚴肅的表情，擔心自己說錯話、害怕忘詞、台風不夠穩健，以及表情、肢體、動作僵硬等。

跳脱負面的自我預言

有時，孩子會不斷給自己負面暗示，反覆地告訴自己可能說錯、講話音量太小聲、說的情形不盡理想、別人聽不懂，或者無法回答別人的提問等。其實，這些負面自我暗示只會讓自己更容易不安，同時否定自己的能力，讓自己消沉，使得表現大打折扣。

負面的自我預言，設定了自己的表現會很糟糕，因而注意力很容易轉移到「糟糕」這件事情上，無形中也影響了自己的表現。我們要陪伴孩子一起來審視，是否覺察到自己有如此的狀況。

上台的安心技巧

引導孩子在上台之後，試著把目光優先聚焦在能夠讓自己感到安心、自在、友善的眼神上面。例如，平時和自己關係良好、友善或微笑看著自己的同學。

在說話過程中，藉著抑揚頓挫的技巧，不疾不徐地，在要開口說出下一段話前，先看著眼前熟悉的同學，微笑，再把話說出來。

同時，透過適度走動來舒緩緊繃，以預防因為處在原地不動造成身體僵硬，而感受到焦慮。透過有節奏、規律地走動，有助於緩和情緒。

要轉移注意力，化解焦慮，可以引導孩子在手上握一枝筆，有助於適時將注意力放在手中的這枝筆上，跳脫原本讓自己不安的想像情境。

事先的模擬預演

在上台之前，陪伴孩子模擬上台所需要講的內容。事先在家裡，透過演練，將內容說出來。也可以教孩子錄影、錄音，把自己講話的過程錄下來，藉由檢視自己的說話方式，重新微調語調、音量、表情、動作與用字遣詞。

這麼做的目的，在於透過這些畫面的反覆呈現，在腦海裡不斷地重複播放自己上台報告的景象。多了一些自己可以控制的畫面，將對內心產生安定作用，清楚地知道，自己對於所要報告的內容、要說的話，已經充分準備和掌握了。

當孩子出現懼學症怎麼辦？

——抽絲剝繭，找出恐懼的因素

「上學快遲到了，你到底要拖到什麼時候？衣服趕快穿一穿，我們要出門了。」

阿力聽了媽媽的催促，卻仍窩在棉被裡，不為所動。

「我在跟你講話，你到底聽見了沒？」

「我就是不想去學校！」

「不想去？那你要幹麼？」眼看上班、上學都快遲到了，阿力卻沒有任何想要出門的跡象，媽媽急得不知如何是好。「你看你請假多少天了？從開學到現在，你到學校才幾天？為什麼別人可以，你卻一直做不到？」

「我不要管別人，我就是我，我就是不想去。」阿力把棉被拉得更緊。

「你現在馬上給我起來！」媽媽用力把棉被一扯，阿力怒氣衝天，突然往廚房衝去。

媽媽追上前去，只見他拿起料理台上的水果刀。「你在幹麼？」媽媽被這突如其來的畫面嚇到了。

阿力這種歇斯底里的舉動不是一次、兩次了，先前爸爸也曾強硬地要把阿力帶去學校，但在死拖活拖的情況下，阿力的手肘瘀青受傷。結果，讓他更不想到學校去。

這孩子平時不是這樣的。在爸媽的印象中，阿力這孩子真的是很溫和的。但每回一提到要上學，他口中就不斷嚷著：「我會害怕，我會害怕，我不要到學校。」身體蜷縮著發抖，冒出冷汗。

「學校就是學校，大白天的，你到底在怕什麼？找那麼多理由、藉口，偷懶就說，難道只要說『我害怕』，就可以不用去嗎？」爸爸對於阿力不上學，滿口說「我會害怕」這件事情非常不以為然。

但是，因為工作關係，爸爸沒太多時間一直耗在這件事情上。結果所有的重擔落到了媽媽身上。媽媽也不知如何使力，加上自己也得上班，最後只能一再地妥協。

由於阿力不斷地反映出害怕、恐懼，她只好請假，帶孩子去就診。然而，每回看門診，醫師總是說：「你要努力呀！你要想辦法讓他上學啊！這樣長時間不上學怎麼可以？你要好好說服他，不到學校就要強迫啊！」

「強迫？哪那麼容易啊！」每回聽到醫師這麼說，媽媽感到好挫折，似乎孩子懼學盡是她的責任，她的錯。加上因為孩子請假，學校不用進行任何介入措施，很多責任變成是家長需要承擔的。

面對孩子懼學在家，媽媽真的無能為力。阿力到底在害怕什麼？學校對阿力來說，究竟是什麼樣的場域？媽媽滿腦子的謎團，等待有人來幫自己釐清。

意中心理師說情障：懼學症

懼學症的形成有很多不同的因素。有些與孩子的分離焦慮有關，例如無法與主要照顧者分開而害怕上學，這部分可以參考前面章節的敘述，另外則是孩子對於特定的情境，比如學校，產生過度的害怕、恐懼。

只要預期或觸及到這些情境，像是學校，很容易喚起當事人身心的過度反應，如呼吸急促、心跳加快、過度換氣、盜冷汗等，同時，明顯感受到害怕、恐懼與焦慮，而想要迴避類似情境，導致無法順利上學。

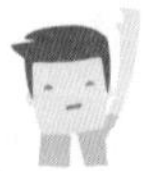

情緒行為障礙的輔導與教養祕訣

釐清孩子恐懼上學的壓力來源

首先，進一步確認孩子是害怕進入「學校」，還是害怕進入「教室」。有些孩子願意進入學校，待在輔導室或資源班，但就是不願意進入原班教室。

這時，我們必須要釐清，對孩子來說，原班教室是否為主要的壓力來源。而這當中，是否存在老師在教學上的不當管教，或是同學之間的霸凌，或者來自於孩子在課業上落後，或是在教室裡的人際衝突。當然，也有孩子對於學校情境產生莫名的恐懼。

試著讓孩子具體說明讓他害怕、恐懼的原因。與焦慮相較，害怕與恐懼的感覺一般應該是很明確的，照理，孩子應該說得出來是什麼令他害怕、恐懼。

找出轉折點

試著回想，從孩子原本願意去學校到不願意上學，這當中的轉折點。是否曾經發生什麼事件，造成孩子拒絕或懼怕到學校。

有些孩子是漸進式地不上學，有些孩子則是突然拒絕到學校。尤其是後者，找出特定的事件會是很重要的關鍵。

當學校存在這些恐懼的來源，如果沒有獲得進一步地釐清或解決，我們卻一味地要求孩子到學校上課，很容易讓孩子恐懼的情緒升到最高點。

試探願意上學的誘因

可以和孩子討論：**在什麼情況下，他願意上學？**這並非在談條件，而是過程中，試著找出可能存在的誘因是什麼。

有些孩子會主動提及想轉學，這時可以陪伴他進一步釐清：原來的學校與下一所學校之間，到底有什麼差異。

留意「雙重獲得」，而更強化拒學

避免孩子因為懼學在家而有「雙重獲得」：一是解除了上學的壓力源；二是留在家裡，可以做自己喜歡做的事。這樣的雙重獲得，很容易讓孩子日後更不想到學校。

是否需要完成家庭作業？

當孩子沒有到學校，學校的課業是否需要繼續完成？這是值得探討的部分。有些孩子雖然沒到學校，但是依然會在家裡準備功課，完成作業，或到補習班去補習。這時，可以先排除懼學是由於課業壓力。

但是孩子如果未上學，留在家裡，卻不願意做學校的功課，就需要進一步釐清：**當中的理由會是什麼？恐懼上學和完成課業之間，究竟是怎樣的關係？**

了解激烈行為背後的訊息

我們必須思考要求孩子上學，他卻出現激烈的反應，這時他想要傳達的訊息到底是什麼。是情緒勒索？或是校園裡，實際存在著讓他害怕、恐懼的事情？

例如有些孩子的壓力源，來自於他無法改變的事物，像是老師不合理的要求，考試答錯的部分得訂正到全對，否則不准下課，這使得孩子得一直面臨時間被剝奪，無法下課的現實狀況。

漸進式地入班

當孩子明顯害怕上學，但我們尚未找出問題的癥結，這時，先不急著馬上要求孩子得回到教室上課。

但是，請試著和孩子討論採「漸進式入班」的方式，例如到學校後，先待在輔導室或資源班，或有些課程上課，有些課程暫時先不上。過程中，慢慢了解孩子真正恐懼的到底是哪些事情。

第四章 情感性疾患

當孩子心情變調了
——憂鬱的覺察與關注

小悅睡不著，不停地在床上翻來覆去，感覺好累好累，眼睛無神地瞪著天花板直到天亮，疲憊的身軀像洩了氣的皮球，癱軟在床鋪上，整個人昏沉沉的，渾身提不起勁。

清醒時，時而眼神空洞、茫然，對於生活沒有任何期待，自覺人生沒什麼意義，也沒什麼特別的感覺，時而無來由地浮起莫名的沮喪，就是想哭、掉眼淚，完全無法克制。

「我像處在一個極深的黑洞裡面，四周完全沒有人可以理解我，我自己愈陷愈深，周圍愈來愈暗，感到愈來愈無助。我完全沒有動力可以掙脫，走出來。雖然你們不斷告訴我應該這麼做、應該那麼做，但問題是，在這段期間，我完全沒有動力，像失去動力的飛機持續地往無盡深淵墜落。死亡，是唯一帶來亮光的所在。」

小悅心裡不時浮上無人知曉的內在對話。她最忌諱聽到別人勸她「不要想太多」，因為她根本無法控制自己到底要怎麼想。她感到心裡面，沮喪、悲傷與難過的情緒，像湍急的溪水恣意奔流。

「我真的生病了。」

有些青少年會透過父母，主動到心理治療所尋求協助。這些孩子很令人欣慰的地方，在於他們已自覺到自己情緒的不對勁，明顯感受到焦慮、憂鬱已經威脅到自己的生活與學習日常。

在求診過程中，是孩子主動向父母提起自己想要尋求心理師的協助，這一點是非常關鍵與重要的。因為孩子已經發現關於自己切身問題的病識感，而且他們有足夠的動機與勇氣，想要改變，以擺脫痛苦，並尋求比較適切的生活。

當父母願意支持孩子尋求就診，陪伴孩子走過這一段青春的焦慮與憂鬱狀態，對於孩子的支持系統來說，扮演了非常關鍵的穩定因素。

比較令人擔心的是，有些父母不以為意，認為這只是孩子發牢騷、抱怨、尋求託詞與藉口，甚至於認為：「如果需要有人陪你說話，其實只要跟父母說就可以，不需要假借其他的專業來協助。」

意中心理師說情障：憂鬱症

兒童時期的憂鬱很容易被忽略，主要在於它呈現的方式，和高中職階段的青春期表現不盡相同。

通常在兒童期，我們會發現有些孩子很容易動不動就哭鬧、尖叫，大發脾氣。隨著年齡增長，有些孩子明顯存在著負面思考，對周遭事物總是容易使用負面的方式解讀，而如此的解釋方式，往往也容易引發自己的負面情緒。

有些孩子開始出現對周遭事物漠不關心的表現，關於原本感興趣的社團活動，休閒娛樂，逐漸開始沒有興趣，少了以往的反應。

晚上很難入睡，或是睡眠品質非常非常差，或很容易就醒過來，無法再入睡。

有些孩子的食欲會受影響，可能出現食欲降低或暴飲暴食的情況。

在日常生活中，很容易猶豫不決，很難做決定。同時，很容易出現注意力分散的現象，影響到在學校的學習表現。

容易動不動就掉眼淚，動不動就莫名其妙地哭泣。孩子很難告訴你，為什麼他現在感到如此傷心、難過和情緒沮喪，一切都來得急，但是不見得去得快，使他陷入不知所措，無法動彈的狀態。

有些孩子則出現自我傷害、自殺的意念。

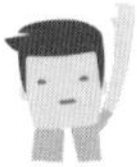

情緒行為障礙的輔導與教養祕訣

憂鬱的自然，與不能理所當然

每一個人都可能出現憂鬱的情緒，這很自然。雖然這樣的情緒很容易讓自己處在一種痛苦的狀態，想要擺脫，卻揮之不去，但每個人多少會憂鬱。不過，不等同於每個人都會陷入「憂鬱症」這個疾病的狀態。

當孩子罹患了憂鬱症，很容易在生活、學習、人際與感情上出現困難：成績與過往相較，很明顯地掉了下來；同時，在人際上容易感受到疏離，甚至於覺得被排擠。這些都是一些無形的壓力，連帶著又會喚起孩子的憂鬱情緒。

身旁的人確實無法想像，為什麼眼前這個好手好腳的孩子，在那邊無病呻吟地哀號，讓周圍的人看不下去，無法諒解。

先不談同理，單單這一層**「接納」**，周圍的人若不具備，根本就無法了解患有憂鬱症的人到底處在什麼樣的狀態。

這是需要我們花時間學習感受的：當自己的身、心、靈也被困住時，在動彈不得的情況下，那種宛如窒息、無法呼吸的狀態，究竟是怎麼一回事。

道理先勿進

在憂鬱的情況下，孩子根本聽不進任何人的勸告，甚至這些勸告只會更加深心情的沮喪，更加讓當事人覺得自己無能，無法去做到別人認為「那麼容易就可以做到」的改變。

如果改變想法、改變解釋事情的方式有那麼容易，他們就不會陷入這種無盡的深淵，痛苦不堪。

我們必須思考，是否太過於將自己的想法強硬地套在孩子身上，造成孩子面對自己的改變時，愈顯困難。

不要去要求孩子一定得按照大人的期待做改變。有些孩子的壓力源，總是來自於父母對於自己「一定」、「應該」要改變的期待。在這種情況下，當我們告知孩子愈多道理，他就愈容易增加額外的負擔。

特別是請盡量減少批評、批判、指責、糾正和說理，以避免讓孩子因無法達成我們的期待、願望與要求，認為自己「就是無法做到大人的標準」，而更加貶抑自己，放棄自己。

面對孩子的不合理想法，該如何是好？

你可能會反駁：孩子有很多想法都不合理，是錯誤的，是扭曲的，如果現在不立即給他導正回來，他不就會愈往負面去解釋，心情不就愈來愈憂鬱嗎？

你說得沒錯，孩子當下解讀訊息時是扭曲、不合理的。但是在這種情況下，深受憂鬱症困擾的孩子，無法聽進任何建議，特別是當我們沒有讓他感受到是站在他的立場，孩子不想對話的情況會更加明顯。

「難道一句話都不用對他說嗎？」你可能會發出這樣的疑問。沒錯，**若孩子沒有主動詢問，我們可以暫時先不說任何話，只要讓孩子先感受到，我們在一旁支持他、關心他**，事實上，能夠做到這樣的程度就非常不容易了。

禁忌的回應

對於情緒陷入憂鬱的孩子，我們**盡可能避免出現一些不適當的對話，例如總是認為這孩子「想太多」，認為他「沒事找事」，要求孩子「輕鬆一點」、「想開一些」，對他說：「事情沒有你想像的那麼嚴重。」**

我們說得輕而易舉，卻容易讓這些孩子陷入更憂鬱的困境。因為我們說得很容易，但他卻沒有辦法做到，反而讓自己陷入不利的狀態，更加有無力感、無能感，心情更加憂鬱、沮喪。

想哭就哭，情緒別壓抑

有些兒童、青少年很容易感覺到莫名其妙地就是想要哭泣。他們說不出所以然來，到底是什麼原因讓自己突然間想哭。

在這哭泣、掉眼淚的過程中，我們可以做的是：讓孩子盡情地流淚。先不要求他一定要停止哭泣，或認為流淚與哭泣是不應該的事，先讓孩子的情緒獲得適度抒解。

當孩子的情緒莫名憂鬱，往往會發現他足不出戶，畏縮在房間裡，什麼事情都不想做，常常動彈不得，而封閉了自己。

這時，請適度陪伴孩子出門走走，或陪伴他從事平時感興趣的事情。透過適度地注意力轉移，讓孩子的情緒獲得緩解。

為什麼孩子不願對我說？

——留意開口的禁忌

「老公，怎麼辦？小琳還是什麼都不講，回家以後，房門就一直關起來，只是一直聽到她在裡面哭泣。我不停敲門問她到底怎麼了，但是她一句也不回答，實在讓我很擔心。」先生一回到家，媽媽就著急地對他說。

「你不是有房間的備用鑰匙嗎？」

「不行啊，她已經青春期了，我如果直接把門打開，她會覺得我們做父母的太不尊重她，她會更生氣的。」

「這孩子真是的，什麼話也都不講。不說，我們怎麼知道她在學校裡到底發生什麼事情。只會哭能幹麼。更何況我們又不會讀心術，哪知道她心裡面在想什麼。」

這時，小琳把門打開，走了出來，哭紅的雙眼有點腫脹。媽媽關心地問：「小琳，你到底怎麼了？」

小琳只簡單地回答了一句，「我沒事。」就直接走進浴室，又關上了門。

「我看你就是有事。還沒事呢，眼睛都哭成那樣子了。有什麼事情不能跟我們好好說？這孩子真是的，從小就這樣耍自閉。不說，我們怎麼會知道。」爸爸不耐地抱怨。媽媽不時搓揉雙手，不知道該如何是好。

小琳在浴室裡大喊：「你們不要再在外面講了好不好？不要再問我了！我不是已經告訴你們，我就是沒事，幹麼一直問我。」

「你幹麼生氣呢？爸媽只是關心你而已啊！」

「關心？關心我的話，你們就閉嘴，不要再問東問西。你們愈問，我心情就愈低落。」

「你這孩子怎麼這麼不懂事，父母關心你是非常自然的事情。我們不關心你，誰來關心你？你不說，我們哪知道你到底怎麼了？」

「不要再說了！」一陣淒厲的叫聲，頓時讓爸媽一臉錯愕。

意中心理師說情障：憂鬱症

對於患有憂鬱症的兒童、青少年來說，身心非常無助以及無奈，總覺得沒有人可以理解自己，甚至只要旁邊有人說了一些話，特別是周遭的人總是想改變自己，要求自己應該如何如何，反而形成另外一種負面的刺激，讓當事人的情緒更加崩潰。

憂鬱的孩子，有時腦海中塞滿了許多待解決，卻又很容易無解、卡關的負面思緒，而讓自己動彈不得。

為什麼孩子在當下不想和我們說話？除了低落、憂鬱的情緒，讓他處於悶悶不樂的狀態，缺乏想要說話的動力外，有時，孩子發現我們根本沒聽進去他所說的話，我們只是一味地反映自己想要說的，講了許多道理，同時要求他得照本宣科跟著做，也會使他憂鬱。

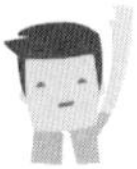

情緒行為障礙的輔導與教養祕訣

先不要進行評斷

面對孩子的憂鬱症，我們難免擔心自己是否會幫倒忙，徒增孩子的壓力以及增加憂鬱的症狀。其實會形成幫倒忙，主要來自於我們和孩子說話的內容，或有些舉動可能會造成反效果。

當我們不知該如何面對，會很急著想跟孩子解釋，想要說服他，他這麼講、這麼想是錯誤的，他不需要如此貶低自己，應該要以比較正面的角度看待自己。

想要幫助孩子的出發點沒有錯，不過，在這種狀態下，孩子需要的只是你的聆聽，你的陪伴。**就是很單純的、很安靜的，只要你在他身旁，願意聽他講。**對孩子來說，傾訴、宣洩也是一種舒緩壓力的方式。

面對憂鬱孩子的抱怨或負面思考，我們都太容易直接給予意見，急著想要告訴孩子他應該怎麼做，他可以做什麼，希望他按照我們的方式，就可以解決他低落的情緒，憂鬱的問題。

我們需要留意，有些孩子選擇不說，有時，來自於我們沒有耐性把孩子的話聽完，有時，我們尚未了解孩子真正的情況，就直接給了評斷。

但是我們似乎忽略了：在第一時間，我們忘了反映他的感受，他當下鬱悶、低落、焦躁的感受。這只會讓我們錯過和孩子內心之間的交流。

這時，談論這些很容易造成反效果，只會讓當事人更加聚焦在自己沒有能力，無法解決，而讓自己更陷入困境當中。我們很想幫孩子，但有些事真的急不得。

孩子真的沒事嗎？

親子關係之中，普遍存在著一些制式的問話，例如：「今天在學校過得好不好？」「今天在學校乖不乖？」「今天在學校有沒有發生什麼事情？」爸媽的確表達出善意和主動關心。

但我們忽略了：在和孩子的對話過程中，我們**只是不斷地拋出問題，一心想要孩子來回答，同時問的大都是很籠統的問題。當我們這麼問，很自然地，孩子就只好敷衍回答。**

這也難怪父母常常會有以下的疑問：「心理師，我其實非常努力地想要和孩子溝通。但是每次只要一問他，他就敷衍我，不是說沒事、很好，或乾脆什麼都不說。難道我孩子真的沒事嗎？」

我們必須隨時提醒自己，若只是不斷地透過問孩子，希望了解他的所思所想，孩子在不斷被追問的過程中，很容易產生反感、厭惡、抗拒，甚至於置之不理。

調整好自己的心情

有時憂鬱症患者說出來的一些想法，可能會讓身旁的人產生焦慮，或感染負面的情緒，而讓陪伴的人情緒也陷入低落。

面對孩子的憂鬱症狀，父母往往也不知所措，在這種不知道該如何是好的情況下，情緒很容易受影響，焦慮、煩躁、焦躁、不耐、失落、鬱悶等情緒隨之而來，同時也很容易脫口說出負面的話。

這時，**我們真的需要先回來關照自己的情緒，整理好自己的情緒。**如果真的想要幫助孩子，不需要說任何話，只要先靜靜地在旁邊陪伴。

靜靜地聆聽與陪伴

在校園裡，在日常生活中，我們需要扮演「傾聽者」的角色，讓當事人的情緒、想法有適度舒緩的窗口。說出來，會比壓抑在心裡好很多。**試著想一想：我們最近一次傾聽，是什麼時候？**

陪伴。憂鬱的孩子要的其實只是「陪伴」。父母、老師以及同學們靜靜地在旁邊陪伴，甚至於只要聽他傾訴，不見得一定要說出哪些話。靜靜地，沒有期待，不強迫要求當事人一定要如何思考，如何反應。僅僅陪伴，讓孩子的情緒獲得支持，給些時間讓他有機會跳脫憂鬱的困境。

有時，我們只需要靜靜地待在他身旁，什麼話也不說，讓他感受你在旁邊的存在，不需要太過於介入，不需要說太多道理，或是希望他多努力，多看開一點，多往好的方向想。

先讓自己練習傾聽，讓自己練習分享。我相信爸媽的努力，孩子一定可以敏感覺察到。而有那麼一天，孩子會願意主動和你說說話。

有時候對於憂鬱症孩子身旁的人來說，也會存在著一些壓力，這種壓力在於自己不知道該如何是好，總是擔心自己的互動是否會對當事人產生更大的壓力，或造成他的心情更加沮喪、低落。很怕自己說錯話，害怕自己把事情愈描愈黑，無法勝任陪伴的角色。

其實，你就只需要靜靜地在一旁，讓對方感受到你的支持，你對他的關心與關注。憂鬱症患者需要感受到身旁有人是關心他的，是能夠了解他的，心裡願意相信他有機會擺脫情緒上的低落以及憂鬱。

太多的道理，太多的言語，在這個時間點上，都不是那麼適合。

不要覺得這些人在無病呻吟，無理取鬧。我們需要了解憂鬱症患者真的無法控制自己。憂鬱症真的就是一種身體上的疾病，這是我們必須要去了解以及面對的，而不是排擠或嘲諷。

傾聽，好好地聽聽當事人怎麼說，先不要給予任何批判。

只要我們願意傾聽，這對於當事人來說就是一個非常有力量的支持。

聆聽孩子的訴苦，縱使你認為孩子所說的只是一連串的理由、藉口或搪塞，但這時，請你靜靜地聆聽。你的聆聽會帶來強而有力的作用。

陪伴，非消極等待

你可能會抱怨：難道我們就只能這麼消極地看待嗎？

與其說這樣做是消極，倒不如說在不同的時間，給予不同的協助、反應，對孩子來講，反而比較容易達到最好的幫助。

對孩子來說，他多希望身旁的人不要再說話了，那看似是為自己好的勸告，事實上，就像一次又一次重重地往自己身上撞擊下來，只令他感到更加沉重與無能為力。

自我表露的示範

「為什麼孩子回家，不願意跟我們說話？」在演講過程中，我經常拋出這句話，底下的聽眾們總是面面相覷，一時不知道該如何回應。

我們需要思考的是：為什麼孩子無法在我們眼前，將他內在的一些想法說出來？為什麼孩子有些話不願意跟我們說？

我們不能理所當然地期待孩子會對我們開口。

這一點牽扯到親子之間、師生之間，彼此的關係。在過往，我們自己是否願意自我表露，和孩子分享我們內在的一些想法？還是我們在和孩子對談過程中，總是不斷以詢問的方式，要孩子把答案說出來？

關於這點，我常常發現事與願違。當孩子在學校、日常生活中，出了一些事，最後知道的往往是最親近的父母。我一直在想，孩子不願意跟父母說，是否在於爸媽也缺乏主動和孩子分享、表露自己的生活、想法、內在情緒等互動。

爸媽不說，孩子便沒有機會看到父母的示範，進而仿效。久而久之，當孩子內心如果真的有事，就不知道該向誰說，不知道說什麼，不知道怎麼說。

「那我們該怎麼辦？」爸媽一時也陷入了不知所措的狀態。

先別再問了，自己先練習主動與孩子分享，說說自己在日常生活中，或工作事務上，自己的所思所想。

但只是分享，先別給予進一步的要求與期待。孩子並不愛聽道理，除非你把道理埋藏在你的分享故事中。

當爸媽說了、聊了，孩子也慢慢發現，**原來在這個家庭裡，有些話題是可以對話的**，這時，孩子開口的動機自然就被啟動了。

當孩子常將錯誤歸咎自己

——憂鬱的自我否定

中小學科展初審名單出爐了，出乎意料，小淇這一組竟落選了。

小淇在房間裡待了整個晚上，不時地哭泣，喃喃自語，媽媽一直在旁邊安慰。

「一切都是因為我，才讓我們這一組沒有辦法進入初審。都是我不好，我真的、真的非常差勁。其實，這一組根本不需要我，我根本什麼都不行，我什麼都不是，我根本是多餘的。早知道我就不加入，害得這一組同學們辛辛苦苦努力了這麼久，原本他們是可以進入初審的，因為我的關係卻連機會都沒有。回到班上，我怎麼有臉見他們？」

「小淇，又不是只有你的錯，你也知道比賽能不能進入初審，考量的事情很多，更何況你也盡力了。」媽媽試著安慰她。

「你不清楚。都是因為我啦！只要我更加努力，把資料整理得再完整一點，我們這一組就會有機會的。我就是能力不足，能力不夠，你不要再安慰我了。反正，我在這學校就是廢物，以後沒有人會再找我。我就是衰星，誰找我同一組，誰就倒楣。」

小淇激動地敲打著自己的頭，媽媽趕緊握住她的手。小淇奮力搖晃著身體，「你不要拉我，反正我就是敗類，反正我就是資源回收，這世界上，根本不需要我的存在。」

眼看著小淇一直無法冷靜下來，媽媽也按捺不住紛亂的情緒，「你這孩子為什麼總是批評自己？老是在鑽牛角尖？這對你又沒有好處。對自己好一點嘛，我不斷跟你強調是小組的表現，不是你一個人，很多事情不是你可以決定的，你幹麼把所有事情都歸在自己身上？你怎麼老是說不聽呢？更何況，評審有他們評斷事情的方式。」

媽媽試著跟小淇講道理，但是愈說，小淇愈聽不進去……

意中心理師說情障：憂鬱症

有些孩子的負面想法很容易陷入一種內在歸因，也就是將許多失誤、失敗及錯誤，歸咎於是因為自己所造成。最常遇到的情形就是「如果當時我怎樣，或許情形就不會是那樣」。

傾向於內在歸因的孩子，很容易將別人的一些事物牽扯到自己身上，並認為和自己有關。同時，很容易放大一些負面訊息，並且認為許多不好的結果都是因為自己所造成，而產生愧疚感、罪惡感與高道德感的負擔。

這些不合理的想法，不時浮現在孩子的腦海中，特別是當兒童、青少年處於壓力狀態下，這樣的念頭很容易浮現出來，再度喚起複雜的負面情緒，而讓自己無法脫困，動彈不得，使當下應該有的表現出了問題，導致心情更加低落、懊惱、沮喪，而陷入憂鬱的困境中。

但是，當孩子已經陷入憂鬱症的狀態，這時他已無法掌控自己的想法以及感受，不知道該如何去應變。這樣的過程，有時對當事人來講，也是一種非常害怕、恐懼的狀況。

因為自己就如同陷入黑洞裡面，不斷地墜落，掉進無盡的深淵。

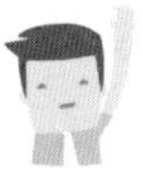

情緒行為障礙的輔導與教養祕訣

協助孩子將想法記錄下來

憂鬱症的孩子可能會不斷在你面前抱怨，自己多麼像廢物，多麼地多餘，自己在這個世界上就像垃圾，就像空氣一樣，別人根本不在乎，不在意他的存在。

有時，孩子會自我貶抑，認為自己是廢物，是多餘的，能力不足，在乎別人的眼光，放大自己的負面表現，讓自己陷在負面的情緒狀態中，苦不堪言。但事後卻發現原本所擔心的事情，最後並沒有發生。

當孩子陷入憂鬱症的困擾時，思緒是沒有辦法太清楚的，甚至於會自我否定，否認自己所擁有的一切。

為什麼孩子需要試著把過往所有的事情記錄下來？因為**藉由這些記錄下來的文字，可以重新證明自己過去曾經擁有的事物**。事實上，這些如今依舊存在，只是當事人在當下不願意去看待或承認。

協助孩子去進行一些釐清，慢慢地讓孩子以合理的方式做出解釋，接納自己存在的一些不完美狀態，也讓孩子了解自己已存在的能力，而不以偏概全地認為自己什麼都做不好，什麼目標都無法達成。

若我們一下子對於孩子的這些負面想法、負面思考，不知道該如何是好，也需要一些時間好好地沉澱及消化，並尋求如何解套，以引導憂鬱症孩子以合理的方式看待自己。

你可以寫下來，把孩子的負面思考、負面想法的內容，清楚地寫下來。先寫下來之後，再慢慢地推敲當中到底是哪些事情造成當事人的極度痛苦。

轉換思考的練習

轉換思考的方式，是需要練習的，但是練習時間點的選擇，可能不適合在孩子情緒很激動的狀況，因為在這種情況下，孩子沒有辦法在腦中塞進任何意見。試著從孩子的說法當中，去了解他是如何思考，如何去解讀周遭的事物。

對於陷入負面思考的孩子，一時要讓他透過轉念以比較合理的方式面對困境，是有些困難的，畢竟他已經長久以來都運用固定的習慣，看待與解讀周圍的事物。因此，**先不急著給予過多的要求，或強迫他一定得改變某個想法。**

角色互換

我們不妨停下來思考為什麼會有這樣的差別：為什麼我們對待自己跟對待朋友，方式會不相同？我們是否總是產生內在歸因，把許多責任往自己的心頭堆疊，壓得自己喘不過氣？

試著練習角色互換，由孩子來協助解決我們所面對的困境。在過程中，孩子可能會回答你，「我不知道答案」、「我不知道怎麼做」，沒關係，給孩子一些時間，不急著馬上要他解決我們拋出的問題。但是，我們可以讓他了解，換個立場想想，或許答案會不一樣。

重新看見自己所擅長的事物

讓憂鬱的孩子試著重新找到生活目標，以及試著讓他看見自己所擅長的事情，讓孩子重新燃起生活動力。

讓孩子重新找到日常生活中的意義，也讓他知道這個意義並沒有標準答案，沒有誰能決定這些意義該如何陳述，只要對自己來說擁有意義，這樣就可以了。

破解「一定得如何」的魔咒

有時，孩子會告訴你：「我一定得要如何。」「我應該要如何。」這時，我們可以試著練習，把這些「一定」、「應該」移除。

移除它們、做了調整之後，你會發現相對地感到輕鬆一點了，對自己也會比較寬容一些，而不會把自己壓得喘不過氣。

修正一下說法，例如：**「我們一定得了解他。」**——把「一定」移除，**調整成「我們要了解他」、「我們試著了解他」，或「我們盡己所能地去了解他」。**

改變說話的方式，其實也是在改變我們的思考，改變我們解讀事物的方式。

善待自己，你會讓自己比較好過，比較好處理情緒。

不急著要孩子馬上改變

建議不要勉強孩子在短時間內一定得做出改變。給孩子長一點的時間，讓他隨著時間的調適，慢慢地在有人陪伴、支持與協助的情況下，來調整與處理自己的情緒狀態。

當孩子覺得要做出一個很大的改變時，反而會更缺乏動力，同時對於改變產生負擔、壓力，以及害怕、恐懼，更容易裹足不前、畏縮及逃避，也更會認為自己根本無法實現任何改變，而更加憂鬱。

不要強迫孩子「憂鬱症要趕快好起來」。有些孩子因為受憂鬱症所困，面對周遭的事物，就是無法動起來，心情更沉重。

當孩子出現自我傷害

——存在與消失之間的生命選擇

之一

教室裡起了一陣騷動，小艾拿美工刀往自己的左手腕割了下去，頓時鮮血直流。周圍的同學們發出尖叫，現場一片混亂。

小妍向前制止，但是小艾激動地往自己的手腕又劃了下去，一刀一刀的，尖叫一聲又一聲。

「趕快去叫老師！」小妍大叫。坐在窗邊的小羽趕緊跑出教室，去老師辦公室求救。

小艾激動地雙手抖動著，小妍按住她的傷口，「趕快，誰身上有手帕、衛生紙，趕快拿來。」

「又來了，煩不煩啊？每次都來這一套。」「要割要劃，幹麼阻止她。每次都是這樣，閒著沒事幹麼傷害自己。有本事就用別的方式啊！」「拜託，割腕又不會死。」「我割故我在，難道這就是刷存在感？」「人不輕狂枉少年，要割就讓她割吧！不要阻止她啦！」一旁有幾個男同學很不以為然地說著風涼話，你一言，我一語的。

「你們這些臭男生，在旁邊叫什麼叫！統統給我閉嘴！」小妍激動地咆哮起來，男同學們頓時安靜下來。

趁小妍不注意，小艾又朝自己的手腕重重地割了下去。

這不是小艾第一次傷害自己。

某個晚上，她第一次拿美工刀往自己的手腕劃下去，那一次的刺痛，讓她縮了手。

第二次、第三次，再用力劃下去的時候，她的尖叫聲引起門外媽媽的注意，並用力推開了門。

眼前，女兒手上鮮血汩汩流著，讓媽媽驚嚇不已，立即抓起衛生紙幫女兒止住血。這是小艾第一次感受到自己被呵護。

小艾深深明白，在家裡，並沒有辦法獲得爸媽關注，他們的目光總是落在弟弟身上。自己就像占著空間的紙箱，在這個家裡，只是等待被回收。她覺得自己像是塞滿了不必要的、過期的東西，從來不覺得在這個家裡有什麼重要性或意義，連自己到底算不算家裡的一分子，她都非常懷疑。

然而，自從那一次她用刀子劃傷手腕，有些關係似乎開始改變了。此後，她不時就對著自己的手腕一道一道劃下去。望著手上的割痕，她多少是在渴求：「如果可以，請多看著我。」

小艾雖然自我傷害，但是她從來沒有想過要死。她很清楚自己做這件事情，背後的理由是什麼。她知道只要一絲絲的關注，縱使帶來身上一些些疼痛，她也感到暖暖的滿足。

之二

她，一躍而下，這次終於結束了生命。

對於身旁的人來說，這一躍，不是第一次。但可以確定是她的最後一次。

有時，家人與她不經意地目光交會，從眼神中，可以看到她的茫然與迷惑。在學校每回與老師、同學擦身而過，彼此都只是禮貌性地眼神注視，微笑，點點頭。

大家多少知道與這女孩的互動不能給予太過言語的刺激，因為任何隻字片語，都一定會擾動她內心那不安的靈魂。

這一次，女孩縱身而下，年輕的生命就此劃上句點。是一種了結，是一種解脫，或是在那當下的念頭，驅動了她必須死亡的信念。

意中心理師說情障：憂鬱症

自我傷害不全然是憂鬱症。然而，在憂鬱症的兒童、青少年身上很容易發現，這些孩子時常浮現死亡的念頭。有些孩子只是一些意念出現，有些則是有一些自我傷害的舉動，有些卻已擬定具體的自殺計畫。

我經常在想：一個孩子選擇以自殺來結束自己短暫的生命，在那當下、在那之前，他心裡到底在想什麼？到底他遭遇了什麼樣無法解決的生命難題？我們周圍的人，為什麼沒有察覺到他們的痛苦？

一個生命的自我了結，對於當事人來說，到底存在著什麼樣的訊息以及意義？我想，真的只有當事人自己才能了解。甚至或許永遠也沒有答案。

結束自己的生命，到底難不難？也許在那關鍵的零點零一秒，因為一個念頭，就此做出定論。

每個人在成長過程中，多少都會有那麼幾次不想再繼續活下去的念頭存在，但為什麼有些人就是想不開？而有些人有機會重新來看眼前的事物？

情緒行為障礙的輔導與教養祕訣

避免二度傷害

孩子出現自我傷害行為時，家長在處理過程中，有時還沒搞清楚到底是什麼原因，就出現強烈的情緒反彈，甚至於責罵孩子，限制孩子的行動，而造成親子之間更嚴重的衝突，使得問題更加惡化。

試著站在孩子的立場思考：當他出現自我傷害的舉動，在他的內心裡，到底想要表達什麼？或許當事人自己也茫然而不知所措，他也不知道為什麼要做出自我傷害的動作。

有時，自我傷害所帶來的疼痛，反而讓當事人感受到存在。生理上的痛苦，對有些孩子來說都是小事，情緒上的痛苦才更難熬，而這是周圍的人實在無法了解的。

留意不同的自我傷害方式

面對孩子的自我傷害，首先基於安全的原則，至少別讓他繼續出現傷害自己的行為，**當下以「能夠減少不必要的刺激」為主要原則**。

每個孩子的自我傷害行為類型不盡相同，我們試著從分辨傷害的程度來思考，例如從最輕微的到最具致命性，在這不同程度裡，也決定了不同的介入方式。

比如在國、高中常遇到拿美工刀割腕、劃手，如果是在教室裡發生，行為本身的致命性相對較低，因為出現的地點是教室，現場人數眾多的地方，相對較為安全。

需特別注意的是比較危險的舉動，像是上吊或跳樓，因為這兩者往往會造成當事人出現立即性的危險。當自我傷害成功，很容易立即造成當事人的死亡。

特別留意有些孩子選擇燒炭的方式。燒炭是要經過深思熟慮的，也就是說，這些孩子想死的意願非常強烈。第一次沒有成功，經過一段時間後，當他想要再進行自我傷害，這時的成功機率就會非常高。

對於有些選擇跳樓的孩子，可以發現他們有時候會特別注意四周高樓大廈的部分，因此也必須非常謹慎地留意，這些孩子是否常常逗留在一些高樓附近。同時，留意他是否總是一個人，呈現獨處的狀況。

面對孩子自我傷害，父母往往陷入不知所措的狀態，在自己不知該如何是好的情況下，很容易對孩子產生強烈的情緒，甚至於給予指責，但這只會讓問題更加惡化。**當下，我們需要優先處理的是當事人的情緒，而不是探究其中的理由。**適度的陪伴，有助於讓當事人平穩度過這些危險階段。

此外，要關注出現自我傷害行為的孩子當下到底是如何思考。**是衝動？還是問題和困擾缺乏適當的出口？是否已經沒有任何活下來的意願？這些行為是否只因想要尋求他人注意？或是透過這樣的行為，來宣示自己的立場？**

留意想死的絲絲訊息

想死的念頭，不斷在當事人心裡面出現，但周圍的人只是不斷告訴他，「想開一點，你這樣子太不負責任了。你看你自己，一走了之，但是你有沒有想過帶給身旁的人多少痛苦？一定有其他解決問題的方法。」

孩子當然知道。

問題是，在那當下，他根本就沒有其他選項。唯一的解決問題方式，就是讓自己離開這個世界，離開這個痛苦深淵，而不會再給周圍的人帶來麻煩。

許多孩子在成長過程中，並沒有被引導過該如何適當地表達情緒。當孩子沒有出口，自我傷害或許成為了唯一的一條出路。

有些孩子可能浮現過想要自殺、不想活了的念頭，這個念頭的出現往往是一剎那，如果身旁缺乏家人、朋友的陪伴，缺少可以傾訴的對象或溝通的窗口，在這種時刻，當事人很容易陷入危險的處境。

躁症與鬱症的交錯

——躁鬱症，需要多一些了解

阿維已經好多個晚上處於極度亢奮的狀態，沒辦法睡著。他狂發了好多、好多無用訊息，翻箱倒櫃抽出許多雜物堆滿地板。為了避免孩子瘋狂地購物下單，爸媽索性暫停了阿維的信用卡副卡。但他改為貨到付款的方式，三天兩頭，一箱一箱的包裹宅配送到家裡，讓爸媽不勝其擾，除了退貨，還是退貨，這麼做卻激怒了阿維。

在班上，阿維前一晚的舉動引起了同學們議論紛紛。下課時間，大夥圍聚在一起，拿出手機，秀出自己的螢幕畫面。

「你也收到那一堆訊息嗎？都是阿維發的。」

「對呀，昨天我在LINE群組收到了。」

「我還以為發生了什麼事情，是LINE中毒，還是什麼？」

「不只是你，我的LINE上面也是這樣子啊！他都不用睡覺是不是？」

「對啊，早知道就把他刪除了。」

「你不要刪除，導師有說，這對阿維太刺激了，小心他的病再發作啊！」

「真是莫名其妙。」

同學們像在討論重要時事，對話一句接一句。

「聽說他連續兩、三個禮拜，晚上都不睡覺，難怪他的黑眼圈這麼重。」

「但我看他精神好得很啊！你不覺得他很亢奮嗎？」

「他常常在走廊上，遇到同學就侃侃而談，高談闊論，像在發表競選演說一樣，講了一大堆關於未來升學的遠程目標，強調他的看法有多獨特，也不管周圍的人聽不聽。我看他真的是瘋了。」

「你說話小心一點，讓他聽見這些話，搞不好他又會做出什麼瘋狂的事。」

「真是的，跟這種同學同班，心理壓力太大了。」

「但你沒看他上個月又是另外一副模樣，整天垂頭喪氣，悶悶不樂，常常莫名地淚流滿面，像是失了魂一般，對許多事情完全沒有興趣。」

「對啊，我當時還很擔心，他會不會突然想不開去自殺。」

「哎呀，世事難料啊！誰知道？」

「我聽說阿維有躁鬱症。」

「躁鬱症？那是什麼？會不會好啊？」

「我哪知道。你問我，我問誰呀！我又沒有得過。反正他看起來就是有病啊！」

這時，阿維滿臉笑意地走過來，大夥三三兩兩讓開，挪了一個距離讓他通過。很明顯地，阿維就像瘟神般，大家避之唯恐不及，沒有人敢靠近，也沒有人想靠近。

原本熱烈的八卦話題就此打住，深怕對阿維來說又是一場刺激，或者過度的打擊。

意中心理師說情障：躁鬱症

躁鬱症當事人面臨躁症、鬱症的反覆發作，屬於雙向性情感疾患。

當躁症發作，當事人很容易處在一種情緒高張、過度愉悅、思考飛躍奔馳、話說個不停的狀態。情緒亢奮，睡眠需求降低。常做出一些讓周圍的人無法想像的舉動，例如狂打電話，發簡訊，不斷地翻箱倒櫃，瘋狂購物，不斷地上網下載不需要的App等，往往缺乏病識感。

鬱症的表現，如同前面章節談及憂鬱症的描述，例如憂鬱、低落的情緒，對周遭生活事物失去興趣與關注，體重、食欲以及睡眠明顯地改變，專注力降低，充滿無價值感，以及經常想到死亡、自我傷害、有自殺意念或具體的自殺舉動等。

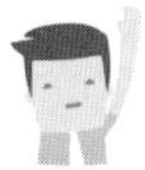

情緒行為障礙的輔導與教養祕訣

優先考量安全

每個孩子躁症發作內容不盡相同，特別要留意危險性，請優先注意安全問題，尤其要注意孩子是否處在危險的狀態，避免讓孩子一個人獨處，而危害到他的安全。

減少過度的刺激

在處理的過程中，以不刺激當事人為原則，陪伴，在旁靜靜陪伴，同時留意安全狀態。待他情緒緩和之後，再適時地考慮讓他遠離當下的現場，或轉移到讓他情緒比較能夠舒緩的地方。

不要給予過度的刺激，例如言語上的刺激。迴避閒言閒語的情境，特別是教室裡的鼓譟、對於當事人的負面批評。同時，留意孩子在社群網站留言版上，接觸過於紛亂、刺激的討論。

有些孩子在躁症發作的時候，意念飛躍速度很快，當下沒有辦法冷靜下來，接受理性的想法。太多的言語刺激，很容易讓當事人處在一種混亂的狀態。

在日常生活以及校園情境裡，孩子需要有一個穩定、平和、無噪音干擾的情境，以讓他高張的情緒慢慢沉澱下來。

從影像裡認識躁鬱症

在李察・吉爾主演的一部關於躁鬱症的電影《伴我情深》（Mr. Jones，一九九三）裡，男主角瓊斯原本在音樂廳裡欣賞演奏會，卻突然往舞台上走去，邊指揮，邊哼著樂曲〈快樂頌〉。

躁症發作的當下，在音樂廳裡，他在眾人演奏的情況下，把自己當成指揮，一步一步往台上走去，那突兀而不符合現實的舉動，令現場所有人一臉錯愕。

躁症發作期間，瓊斯爬到屋頂上，站在施工中的懸空大木板上，抬頭望著天空，飛機從身旁航過，當下他展開雙臂，如同鳥一般，那個畫面令人感到驚恐，深怕他一躍而下。幸好他被身旁的工人拉住了，否則無法想像會有什麼意外，或許生命就那樣稍縱即逝。

電影《一念無明》（二〇一六）裡，余文樂飾演的角色「阿東」參加朋友的婚宴，在沒有被邀請的情況下，自己站到台上致詞，講了許多讓新郎、新娘及宴席現場的賓客深感錯愕的話。

這些突兀的舉動，往往使當事人事後感到非常難堪，特別是從躁症轉換到憂鬱的狀態，會發現當事人出現明顯沮喪，嚴重的情緒低落。

當瓊斯陷入憂鬱狀態，整個人失魂落魄，像是失去了靈魂，眼神空洞，面無表情，神情落寞。他茫然地矗立在街頭，不知所措，不知何去何從，甚至整個人出現大崩潰。

電影《一念無明》裡的男主角阿東，在陷入極度沮喪、憔悴、落寞、絕望與瀕臨崩潰下，往回家的路上走著，突然走進一家超市，對著架上滿滿的士力架巧克力，一條、一條又一條地往嘴巴裡塞，呈現出非常痛苦的狀態。

美國電影《鬱見真愛》（No Letting Go，二〇一五）是由真人真事改編，描述男孩在成長階段，面臨躁鬱症發病的生命故事。

電影裡，讓我們感受到一個孩子整個情緒的突然變化，像是面臨海嘯般無預警地瘋狂起伏，連孩子自己也措手不及。

而對於他身旁的父母、手足以老師、同學來說，這是一項前所未見的威脅，他們不知如何與當事人相處。

劇中，描述了躁鬱症孩子整個就診的經驗以及過程，包括：面對診斷的疑慮，關於藥物治療的看法、學校安置的變化，以及對於孩子時好時壞的情緒狀態，家人對於疾病的接納、面對、處理和因應。

同時，也讓我們感受到，孩子在面對生命中這一場大風暴時，如何嘗試調適，以及與疾病和平相處，以降低對自己的生命造成破壞性威脅、不可逆危害的可能。

《鬱見真愛》這部影片，讓我們感受到許多真實家庭中不為人知的苦楚，以及當事人如何面對躁症、鬱症反覆發作，對自己身、心、靈的耗損。同時在陪伴孩子面對疾病的過程中，完整的治療支持系統以及家人之間的關愛，如何形成關鍵性影響。

第五章 精神性疾患

思覺失調症：妄想與幻覺的聯手合奏

——不得不面對的殘酷現實

「怎麼可能？怎麼可能？志堅怎麼可能生這種病？他以前的成績可是班排前三名，在老師的印象中就是標準的好學生，而且人際關係也非常好，生性活潑開朗，又是社團幹部，怎麼可能會生這種病？」

說起兒子，志堅的爸媽不敢置信，但眼前的孩子時而極度沉默，時而自言自語，語無倫次，莫名傻笑，或情緒突然高昂起來。他們無法相信孩子竟會突然間變成這樣。

阿公、阿嬤說：「這一定是被煞到，一定是髒東西附身。」阿嬤甚至幫志堅去廟裡求神問卜，得到的答案是，這孩子需要選個良辰吉時祭一祭。

高學歷、高社經的爸媽，過去常對這些怪力亂神、宗教禮俗嗤之以鼻，如今卻也不得不相信，求助了許多的民間療法，嘗試用各種方式，想好好了解志堅這孩子到底是怎麼了。

過去在輔導紀錄上，志堅並沒有特別的相關紀錄，因此，當他出現一些異於以往的症狀，對於周遭他人來講，是很難理解與不願接受的。

「他和我們以前認識的那個人完全不一樣。」這句話，在許多人的口中不斷出現。然而很現實的是，志堅現在就是變得不一樣了。

眼前的孩子變樣了，他已經不再是過去父母心目中那個優秀、對未來充滿希望和朝氣、熱情的志堅了。不只是他爸媽，連學校老師以及同學們都不敢相信，為什麼他現在會變成這樣。

「我想他一定有心事，一定是最近在感情、課業或人際上遭遇到壓力。我想，過段時間應該就會好了。不然，休息一段時間，看學校允許我們請假多久。」爸媽總是想要說服自己，極力否認志堅心理生病。

學校也傾向於先讓孩子返家休息。同時，也期待家長持續帶志堅到醫院就醫。輔導室的老師們還是希望能夠了解志堅到底怎麼了，雖然他們心裡面已經有了譜，只是不敢向爸媽明說，一切等醫師診斷為憑。

「我的孩子不可能是那樣的，你們一定是誤會了，真的是弄錯了。」志堅的爸媽始終否認。

只是，無論他們多麼不願意承認，醫院換過一家又一家，所得到的結論都是相似的：志堅被診斷患有思覺失調症。這是一個對於做爸媽的非常陌生，也無法接受的名詞。

意中心理師說情障：思覺失調症

思覺失調症的好發年齡，主要落在青少年晚期與成年初期。在國小階段很少見；國中會有一些案例出現；一般來說，高中職與大專院校階段，有些同學會開始出現異樣。

在發病之前，當事人的整體發展表現，大都正常與自然。

思覺失調症發病時，當事人會出現「正性症狀」，多表現在妄想以及幻覺，特別是聽幻覺、解構的語言與混亂的思考，和怪異的行為及動作。

同時，孩子的社會行為明顯出現退化、減少，即一般所謂的「負性症狀」。例如外出活動減少，對話減少，笑容減少，臉部表情的變化減少，參與學校社團活動或原有的興趣減少。

正、負性症狀，周而復始地困擾著當事人，讓他變成另一個模樣，造成生活功能、生活品質、學習表現與人際關係，明顯受到干擾以及影響。

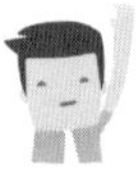

情緒行為障礙的輔導與教養祕訣

接納現實

父母無法想像，原本好端端的孩子竟然變成另一個模樣，像電影裡或過去聽聞過的精神科住院病人，眼神呆滯，胡言亂語，昏沉嗜睡，舉止怪異。

要讓父母接受孩子發病，實在很煎熬、矛盾與困難，但這又是需要面對的開始。雖然殘酷，做父母的不得不接受。

同理妄想與幻聽所帶來的害怕感受

「我到底怎麼了？」

說真的，有時連當事人自己也搞不清楚。腦袋瓜裡面時常發出的一些聲音對話，讓自己常常莫名地感到害怕、恐懼，因為過去從來沒有這樣的經驗。

這些對話內容不時改變，令自己心生畏懼。例如，叫自己從捷運月台往下跳，這聲音讓當事人很害怕，擔心自己真的做出這些事；但是那聲音又非常清楚且明確地出現。有時這些聲音則告訴你，周圍人來人往，穿著紅色衣服的人對自己是有害的，你應該遠離這些危險人物，而讓你不時心生懷疑。

當事人也非常困擾，這些妄想、幻聽內容對思緒形成干擾，讓他沒有辦法專心在眼前的事物上。同時，這些內容有時候也會造成自己心裡面的恐慌、害怕。而情緒上的波動，則讓周圍的人明顯和自己保持著距離。

自我接納的難度

孩子是否願意接受自己的狀況，這又是另外一個問題。

有些孩子的狀況時好時壞。在狀況不好的情況下，當事人非常害怕；然而，當狀況緩解的時候，當事人又無法接受發病期間，自己的怪異舉動。

對於思覺失調症孩子來說，在逐漸恢復之後，也非常在意別人對於自己的看法，關於他人對自己的評價很敏感。而當事人對於自我的接納程度，往往也影響到後續對於生活以及校園情境的適應。

有些同學不敢、也不想再回到原來的校園，因為別人的目光、對自己指指點點，往往形成另外一種壓力源。當壓力事件再度來臨的時候，又很容易加深當事人出現妄想、幻聽的狀態。

對於有些同學來說，在發病之後，很容易造成認知上不同程度的受損（在兒童期發病的孩子，由於正值發展階段，對於心智的影響較為明顯）。

或因發病狀態，導致在學校的學習中斷，課業明顯落後，跟不上進度，這又形成另外一種壓力源。

思覺失調症同學對於自己的人際關係以及整體表現會感到沮喪，特別是對於原本能力及表現相對好的同學來說，經過一段時間發病，自己產生明顯的落差，更是令人難以接受。

這種沮喪往往也讓當事人的情緒低落、憂鬱，甚至退縮，不願意與人互動，或不願意回歸到日常生活以及校園學習。

思覺失調症孩子是否有病識感，當事人是否清楚與了解自己的實際狀況，也決定了他後續的改善程度。

思覺失調症學生的病情很容易復發，每一次的發病，對於當事人來說，都是一種折磨、折騰以及身心耗損。有時，甚至於會對當事人的認知功能造成不同程度的負面影響。

暫時遠離校園的必要性？

當思覺失調症同學發病後，在身心狀況不穩的狀況下，學校會傾向於希望孩子請假就醫，住院或在家休養。有時也會和家長討論是否需要讓孩子先辦理休學，暫時遠離校園，以改善病情。

這看似一種「我是為你好」的立場，是協助孩子解除壓力的處理方式。然而，這是否為最適切的安排，必須經過謹慎評估。

例如患有思覺失調症的學生，社會行為會退化，在沒有校園環境的支持下，孩子的退化速度會很快，除非父母有特別的安排。

當然，學校也是處在兩難的立場，一是考慮到孩子在校園的安全性，無論是對自己或對他人；另外則顧慮到孩子的身心狀況。

藥物治療的溝通

對於學校老師來講，思覺失調症學生拒絕服藥，有時會帶來困擾。在醫師的處方下，藥物治療對於思覺失調症學生是相當關鍵的，若孩子拒絕服藥，很容易導致病情惡化。

在考量孩子的服藥狀況時，除了藥效的作用之外，同時須考慮到使用藥物所帶來的副作用，對於當事人身體造成的不適。這一點，往往是大部分學生拒絕服藥的原因之一。

畢竟服用藥物的是孩子，副作用所帶來的不適，很容易造成孩子的抗拒。服藥內容以及相關規定，主要由醫師和家長針對處方進行討論。

老師扮演的角色，主要是協助孩子增加服藥的動機，以改善症狀，同時追蹤孩子在服藥以及拒絕服藥的狀況下，所呈現出來的行為模式，以作為家長日後與醫師溝通的主要參考依據。

思覺失調症的人際關鍵陪伴

——化解最遙遠的疏離

「老師，你可以考慮別人嗎？」郁心支支吾吾地表示，「沒錯，我們國中時同班，現在又是同學。雖然在班上，我跟她比較熟，但是叫我和她在同一組，說真的讓我感到有點勉強耶。」

老師看得出來，郁心真的百般不願意。雖然在班上，郁心和小沄兩人比較有話可以講，但那是在小沄發病之前，現在要讓郁心來陪伴小沄，真的有些強人所難。

老師有些於心不忍，因為自己也發現在面對小沄的時候，同樣不知該如何是好。老師的心雖軟化了些，但仍想說服郁心，「或許透過你的協助，可以讓小沄康復得比較快。」

這句話不說還好，愈說愈讓郁心打冷顫。話一說完，老師自己也後悔起來。

「其實，我真的很怕小沄，她上課時老是自言自語，而且看我的眼神，會讓我感到害怕、恐懼。我不知道她什麼時候會做出讓人意想不到的事。還有，當我跟小沄在一起時，其他同學都不敢靠過來。」郁心試著讓老師知道她的為難。

「那要不要我再幫你多找一個人，和你一起陪小沄？」

這句話讓郁心傻住了。老師也頗為無奈，因為小沄的爸媽不斷要求，希望在班上能夠為小沄安排穩定的人際支持系統，以穩定小沄的病情。

想來想去，郁心真的是第一人選，而小沄的爸媽也這麼認為。

「為什麼我需要跟她互動？這對我來說，到底有什麼意義或好處？如果真的出現一些威脅、受傷，那誰要承擔這些責任？」小沄按捺不住累積已久的壓力，將心中的不滿、委屈及疑慮傾瀉而出。

老師頓時愣住，不知該如何回應。

意中心理師說情障：思覺失調症

對於思覺失調症的同學來說，關於自己的幻聽、妄想內容，他們是深切地信以為真，雖然就現實狀況而言，這些內容是不真實的，不過當事人相信這些的存在。有些孩子對於幻聽內容會產生害怕、恐懼，這種感受也是非常真實的。

因妄想而產生的一些自言自語，語無倫次，或讓人無法理解的跳躍、破碎、混亂，或者與現實脫節的思考內容，往往讓原本想要接近思覺失調症同學的人，不知道該如何是好。妄想、幻聽以及怪異的行為，使得其他同學卻步，不敢接近。

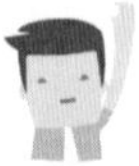

情緒行為障礙的輔導與教養祕訣

陌生的畏懼

不容否認，在校園裡面，思覺失調症也是普遍使師生感到相對陌生，因而畏懼的一種疾病，同時，其中存在著許多對精神性疾患的偏見。這些莫名所以的害怕，往往也造成師生之間與當事人保持遠距離。

對於思覺失調症身旁的同學來說，很納悶的是，一直以來都很正常的這個同學，為什麼會突然變成了另一個人的模樣，而且跟他們印象中的那個人完全不一樣，陌生得令人感到害怕。怕的是，不知道這個同學到底會出現哪些舉動，傷害到自己或是身旁的人。

罹患思覺失調症的學生相當敏感，只要周遭有任何刺激出現，當事人就會顯得過度反應，這也很容易嚇壞周圍原本願意陪伴這些孩子的同學或老師。

人際支持的關鍵力量

對於思覺失調症同學來講，人際關係的支持絕對是一項關鍵性的要素。但是當事人發病之後，他自己的語言溝通以及對話能力出現障礙，變得無法了解對方所談論的事物，或是比較難以專注於對方所說的內容。另外，自己的不適當反應，有時候也會造成人際互動的困難，讓自己在互動上產生退縮。

「我們不知道他在想什麼，不確定他所想的事情、想的內容，是否會對我們產生傷害。我們也很想靠近他，但是誰能告訴我們，甚至給我們承諾，在陪伴他的過程中，我是安全的。」

同學們會害怕，不知道如何跟思覺失調症同學相處或互動，這樣的擔心是可以理解的，畢竟不是所有人都清楚思覺失調症到底是怎麼一回事。

尤其是，我們不免擔心思覺失調症的妄想、幻聽對自己是否有危險。有時也害怕自己的一言一行，是否會不經意地造成當事人出現自我傷害的舉動，或刺激到他。

孩子自言自語的干擾，與老師的因應困境

面對思覺失調症，校方有時也束手無策，不知道該如何是好。特別是在教室裡面，當學生患有思覺失調症，在課堂上自言自語，明顯地干擾到了老師上課的秩序以及教學進度。

然而，老師也無法直接趨前阻止。一旦對這些孩子給予太多刺激，只會造成他更加混亂，或使他做出令人無法想像的事。因此，減少過度的刺激當然是最高原則。

不爭辯的友善環境

試著提供一個支援、友善與安全的環境，我想這是老師在班上可以積極營造的。這對思覺失調症學生來說，一定具有穩定的作用。

不要和當事人的妄想內容做爭辯，甚至於談論太多道理，或想要改變、調整他們的認知與想法，因為這很容易讓當事人覺得你在強迫他，同時對他產生威脅性。而很容易誘發他害怕、緊張、敵意或懷疑的心理。

從思考、知覺異常方面，進行介入

要認識思覺失調症同學，可以試著從他們的思考以及知覺異常的方向介入。讓老師以及同學知道，思覺失調症同學在解讀事物上與一般人不相同之處。

他們非刻意如此，他們因思考上的異樣，較無法理解事物，甚至於出現跳躍、混亂、支離破碎及不合情理的反應。

他們在感官接收上有了異狀，例如在視覺、聽覺、觸覺、嗅覺與味覺上，相對敏感或判斷錯誤，也會因為幻聽、幻覺等，而對周遭事物過度敏感，或出現一些不同的解讀反應。

第六章 其他持續性之情緒或行為問題

擁抱帶刺的玫瑰
——化解教室裡的「對立反抗」

「在學校有一種遊戲叫做『玩老師』。『玩老師』怎麼玩？通常國小一局四十分鐘，國中一局四十五分鐘，不用買點數，不用儲值，不用加入會員。鐘響，遊戲開始。一上課，孩子對著老師嗆，這時，老師的血壓、心跳和脈搏會愈來愈上升。孩子愈嗆，分數就愈上升。過程中，孩子也可以開外掛程式，讓同學一起加入嗆，老師的血壓、心跳和脈搏分數會愈來愈高，愈來愈高。下課中場，孩子可以按暫停，老師的分數則會繼續掛在上面。」

這段話是我演講中的一段哏，常常用來談及在校園裡，「對立反抗孩子」的狀態。看似玩笑話，卻也貼近現實。

我常常思考：為什麼這些孩子要嗆老師？

有些孩子沒有把握數學考九十分，卻有把握在兩節共九十分鐘的數學課中，讓老師上不了課。這當中，反映了孩子在教室裡想要掌控老師上課，主導全場的心理。

比如接下來這個故事裡的偉強。

「偉強，站起來。我剛才說到哪裡了？」老師看著偉強說。

偉強揉了揉眼睛，嘴巴連動都懶得動，瞪老師一眼之後，繼續慵懶地趴在桌子上。老師看在眼裡，簡直是一肚子火。

「我這麼認真備課，結果你們就這樣大剌剌地給我趴在桌上，成何體統。我這麼認真付出，到底為了什麼？到底獲得什麼？」老師又開始對著大家抱怨，囉嗦地嘮叨起來。

偉強連甩都不甩老師一眼，索性抓起外套蓋住頭。

「連上課都無法專心，以後出社會，你們能夠幹麼？拿出你們應該有的態度，再繼續趴著，你們的人生就真的趴下去了。」老師的叨念似乎沒有任何停止的跡象，這也惹毛了偉強。

「你吵什麼吵啊！囉哩巴嗦的，幹你娘勒！」

「你……」老師一時說不出話來。「你上課不專心，還頂嘴，飆髒話，真是不成樣子！」

偉強突然站起來，捲起手上的課本，作勢……

意中心理師說情障：對立反抗疾患

對立反抗的孩子，在課堂上表現激烈言語與行為的干擾，在在顯示出孩子想要掌控在教室裡的主導權，對於老師的教學會產生立即的破壞與改變，讓老師上課被迫中斷而無法順利進行。

老師可能情緒直接被激起而發飆（這一切都在孩子的預期中），或當場要求當事人起身、道歉（這一點，孩子為了維持面子，一般是不會屈服的），都使得對立反抗孩子看見在這一波又一波的對抗中，自己的社會性掌控獲得全面勝利。

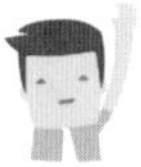

情緒行為障礙的輔導與教養祕訣

刺蝟的敏感

會對老師產生對立反抗的孩子，在家中大都很難順從爸媽。父母在管教上，往往失去了力量。

對立反抗不是突然間產生的，而是一點一滴，慢慢地在互動過程中，不斷形成目前的態度。因此，在處理上也相對棘手。

對立反抗孩子非常敏感，在與大人的互動中，非常在乎、在意彼此的位階。特別是對於大人以上對下、以強對弱的方式，來命令、要求自己配合，更是反感。

我們常認為這些要求與規定，是孩子必須做、應該做、要遵守的，但對立反抗孩子不把它當一回事，拒絕接受你的指令，挑戰你的尺度，瓦解你的界限。

爭奪主場優勢

對立反抗的孩子缺乏同理心，常容易激怒大人的反應，他們就是想要掌控眼前的互動關係，要求大人順從自己的意見，依自己的方式行事。

多加留意，會發現對立反抗孩子所選擇的時間點，普遍都是課堂上，同學們在的現場，當老師要進行教學活動或對學生提出要求時，例如上課保持安靜、不要走動、拿出課本等，在這種情形下，孩子很容易取得主場優勢，也容易影響老師的情緒，同時獲得更多人的關注。

無法忍受的引爆點

教室裡的孩子以不友善的對立反抗態度，挑戰自己的教學狀況，對於許多老師來說，這實在是一種難以容忍的威脅與挑釁。

殘酷的是，除了教學節奏被打斷之外，自己的情緒以及身為老師應有的尊嚴也被挑動著。老師同時得顧及到，其他同學如何看待自己對於該事件的處理，以及班上同學回家之後，如何向爸媽敘述老師被嗆、被挑戰的現場情節。

在這種情形下，老師的情緒很容易被撥弄，焦躁、浮動、急躁、焦慮、生氣和憤怒，而失了穩定。

身為老師的你可能會強調：「我怎麼忍耐？他在課堂上，羞辱我，詆毀我，瞧不起我，干擾我，侮辱我！我是老師，我也得捍衛自己的尊嚴。我怎麼可以讓他這樣踐踏？要是我不處理，那其他的同學、家長和同事們會如何看我？豈不是讓這種狀況更加惡化，這些孩子不就更囂張嗎？如果我太低聲下氣，不就顯現出我的懦弱嗎？那我以後怎麼罩得住他們？」

然而，**愈是這樣，你就愈步入陷阱。**

面對這類孩子，如果僅僅只有老師改變，難度相對地高。當然，這也關係到老師是否有想要「改變」的動機與意願，重新看待與孩子的關係。

細膩的班級經營

有些孩子不願意配合老師，認為老師太機車，該管的不管，不該管的管一堆。有些孩子覺得老師不通人情，總是以威嚇、刺激或數落的方式對待同學。

其實老師可以優先自我覺察在班級經營上，自己是否有些做法能再細膩。比如，當孩子在課堂上講話，取代以前的直接點名糾正（這麼做，難免讓當事人失了面子），改為趨近孩子，以眼神、表情予以暗示取代（顧及面子）。

私底下，讓孩子了解關於他的上課態度，你自己的感受。例如：「你上課講的那些話，讓我覺得難堪，心裡不太舒服。」也可以主動詢問孩子：「那你認為老師應該怎麼做，你上課才會配合？」

多看孩子的亮點，甚至於刻意製造各種情境，讓這些孩子有機會表現，同時給予正向的具體回饋。此外，如果和這些孩子無論上課、下課或課後，都有一些共同的交集，像是球賽或共同經驗的分享，也都有助於改善師生之間的關係。

最高指導原則

面臨對立反抗孩子在當下的挑戰，如何讓自己維持不受影響，不隨著他起舞，正殘酷地挑戰著老師所需要的沉穩態度以及應變能力。

這時，**老師的最高處理原則就是繼續上課**。這種堅定的回應，是你反映給對立反抗孩子的立場：「我不受你影響」、「你改變不了我」。

但請記得，**在此之前，請先告訴全班，「中午（或你認為的適當時間）老師再來處理。」**隨後，繼續優雅地上你的課，將處理的時間點延至中午，好讓自己能夠更從容地面對眼前對立反抗的孩子。

雖然講台上的你可能會發現，台下的孩子仍然繼續惡言相向地干擾你，打亂你的思緒，但是請沉著地撐過這一局，你的勝算就會高一些。

或許你會納悶：「為什麼他要如此對待我？」

對立反抗不是一朝一夕形成的。這牽涉到孩子在整個成長過程中，如何和大人演變出這樣的扭曲模式。孩子對立反抗的內在訊息，需要我們慢慢來解開。

天啊！你這是什麼態度?!

——關係的覺察與修復

那一年，在我的校園服務過程中，某所學校轉介一名國中生，同時伴隨注意力缺陷過動症以及對立反抗問題。

當時，孩子在課堂上，只要被老師要求或管教，就直接對老師辱罵三字經，飆髒話。

因為對立反抗問題，這孩子由學校負責的特教老師以專業團隊服務轉介出來，由我負責到學校協助處理。

有一回，孩子坐在組長的辦公椅上，由於那時我和老師需要在辦公室進行相關問題的討論，我趨前請他離開，我的話還沒講完，這名國中生隨手拿起桌上的物品，準備朝我砸過來。

當下，我緊緊抱住了這個情緒激動的學生，同時，試著將他帶離（或說拖離更為適切）辦公室。孩子不斷掙扎，並辱罵著三字經，使勁想要掙脫。

過程中，一旁的輔導主任不時以眼神暗示問我是否需要協助，我搖頭讓對方了解，暫時先不需要，因為這時是我和這個孩子之間的關係。

好不容易將學生架出了辦公室，一出門口，他隨即用腳踹，並隨手拿起一旁傘架上的雨傘，朝我砸了起來。這是我在校園服務中，第一次感受到真正被攻擊。

隨後，我將辦公室門帶上，同時清楚地讓輔導主任了解，先暫時不針對上述行為對這孩子進行校規的處置，容我再做事後的處理。

如同預期，原先排定的後續晤談，這孩子拒絕前來。我當時的做法是：既然你不來，那麼我就直接到教室裡。但我很清楚自己得避免讓孩子感受到我在挑釁，這絕非我的本意。

決定到教室，我只想要傳達一個訊息：「有些事，如果你依然需要做，很抱歉，還真的由不得你。」或者這麼說，如果孩子認為不見面就可以掌控關係，那就改由我直接到教室裡，看他上課。

看到這裡，你可能會疑惑與訝異：真的需要讓彼此的關係衝突到如此的狀態嗎？我必須聲明，**我的目的，並非要製造彼此的衝突。為了顧及孩子的感受，特別是面對青春期孩子，我們得特別留意。在處理過程中，以及思考前，必須相當謹慎。**

進去教室後，我只是靜靜地站在教室後方。目的在於讓當事人知道，我進入了教室。其他同學們繼續上課，我不進行任何干擾。同時，我也沒有特別提出來這次要觀察的對象是誰。

我只是在傳達一個訊息給對方：我繼續做我該做的事。

後續的心理服務時間，我依然坐在教室等候這個學生。有幾回，看見他在教室外徘徊，往裡面探頭。當時，他依然不願意接受晤談，我則將重點改為與老師溝通，提供老師諮詢和建議。

但幾次處理之後，我隱約發現了一些事情：在整個學校裡，最後似乎只剩下我和轉介的組長兩個人，想要來處理眼前這個對立反抗孩子，其他老師則採取了消極不回應。

這情形對我來講很挫折，因為當學校老師面對眼前的情況不願意處理，只剩我和組長兩人一廂情願地想要改變，真的讓我們不知為何而戰。結果可想而知，一定沒有成效。

最後我決定直接進行結案。但是在結案報告上，我寫得非常清楚，當學校老師們採取了消極不處理的回應，那麼真的需要有心理準備，眼前對立反抗的學生，後續將帶來更難以處理的行為問題。

果不其然，幾個月之後，傳來訊息——這孩子在校園裡，又出了大狀況。

意中心理師說情障：對立反抗疾患

對立反抗其實是一種挑戰權威，一種社會性掌控過度偏激的模式。當一個孩子的注意力轉換到需要以挑戰老師、挑戰權威為樂，同時藉此獲取自尊、肯定與被關注，孩子的心態也扭曲了。

對於老師來說，孩子這樣的態度、舉動，很容易讓自己想要握起拳頭，但最後只能輕輕撥撥劉海，儘管被孩子氣得牙癢癢的，卻不能真的把拳頭揮下去。然而，當老師咬牙切齒，上課也因此被中斷了，正好步入對立反抗孩子所設下的終極陷阱。

你愈激動，孩子就愈得意。要他開口向你道歉，但孩子哪可能妥協，給你下台階。

不過當然，你也不能因此含著淚繼續上課，在這種狀態下，只會讓其他孩子覺得老師的應對能力怎麼會如此不堪。

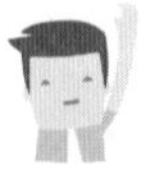

情緒行為障礙的輔導與教養祕訣

關係的修復

我經常和老師分享：**遭逢對立反抗，我們首要關注的是，孩子和我們之間的關係到底出了什麼問題。為什麼師生關係會演變至此？**

我一直深信，對立反抗是一種相互的情況。或許師生責任所占的比重不盡相同，但我也確信，當我們主動進行調整與改變，並釋放出善意，將能夠加速孩子的改變。

很可惜，有的老師這麼想：「這是我的教學權利、教學模式，我為什麼要改變？」對有些老師來講，總認為需要改變的是眼前態度不佳的學生。怎麼會反過來要求老師改變呢？

我始終認為，當我們以尊重的方式對待青春期孩子，包括說話的語氣、態度、所使用的字眼等，孩子也勢必會回以尊重。雖然，需要給他們一些時間。

我們要做的是優先修復彼此的關係，而不只是思考如何要求孩子以好的態度來對待自己。

與對立反抗孩子之間的相處，會讓我們重新去思索彼此的關係，有哪些需要調整的地方，同時，考量在日常生活以及校園學習裡，我們是否給予適度尊重，並顧及他的面子與感受。平時多注意以及正向回饋這些孩子的好表現，也有助於改善彼此的關係。

釋放改變的善意

當我們表現出想要改變的意願，孩子也會看到你的善意，明白你想了解，要調整、修復這層關係，**而不是如他過往的經驗與印象那般，認為「你們大人就是只想要孩子做改變」**。

一旦對立反抗的孩子隱約察覺到大人想要改變的動機，我相信，不當的態度將會鬆動，也有機會被轉動。

尋找受理的窗口

在校園裡，我也會進一步觀察孩子在學校比較聽從、配合、順從或接受的，是哪一位老師。如果有這樣的老師存在，便會試著以這位老師作為窗口，扮演與孩子溝通互動的媒介。

同時，被嗆的老師也可以回過頭來思考，自己和這個孩子願意接受的老師，彼此在課程、教學與要求上，差異在哪裡。

我的自省與調整

回到前面的例子，事後我仔細回想，發現我和那個對立反抗學生之間會產生後續衝突，主要在於先前一次的晤談，當時學生在我面前趴在桌上，當下，我給他二選一的抉擇。

一是他自己起來；二是我數到三，如果他不起來，那麼就由我把他拉起來。當時孩子依然故我地繼續趴著，我隨即數到三，並將手伸出去，當手一碰到這孩子，他立即站了起來。頓時，兩個人處在我拉著他的手，他抓著我的手，彼此直視不動的狀態。

現在回想起來，當時自己的做法是直接了些，這對於青春期的孩子簡直是挑釁。

換作現在，我應該不會再用類似的方式，而是改採關心，詢問對方：「是否有不舒服，或累了，需要趴著？」

或者同理他的狀況，反映他的情緒：「我在想，被迫和心理師晤談，多少讓你覺得不受尊重，心情不甚爽快吧。」

在「故意」與「尋求關注」之間
——有效因應孩子的「掌控行為」

「我實在無法想像，才幼兒園的孩子竟然就這麼會頂嘴，長大還得了！」面對在教室裡完全不聽指令，想幹麼就幹麼的阿吉，裘裘老師氣急敗壞地對媽媽叨念著。

「我叫他給我坐好，他竟然用眼睛瞪我耶！還說，我才不聽你的話，你又不是我媽媽。拜託，他現在才中班，如果我現在沒辦法要求，那以後到大班怎麼辦？」

「可是阿吉以前不會這樣啊……」媽媽有些為難地說。

「以前是以前，我哪知道他以前是怎麼一回事。重點是，他現在在教室裡根本就是小霸王，我講什麼，他都不甩。大家坐在教室裡畫畫，他就自顧自地走去玩具堆，沒經過允許就拿樂高積木。我警告他，提醒他現在不是玩樂高的時間，他竟然給我吐舌頭，還把樂高丟得滿地都是。我要求他撿起來，他卻給我掉頭就走，害我一時愣在現場。你也知道現在的孩子不能打，也不能罵，爸媽珍惜得不得了，就像故宮國寶一樣，都被寵壞了。」裘裘老師劈里啪啦地抱怨了一大串。

說寵，這一點媽媽倒持保留看法。但她也感到納悶，為什麼阿吉會變這麼多。她也注意到這孩子現在在家裡，也會故意惹爸爸媽媽生氣。

「媽媽……啊！」阿吉刻意拉高八度，突然的尖叫聲把弟弟嚇得哭了出來。媽媽一邊安慰弟弟，一邊瞪著阿吉，「你到底在幹麼？弟弟在睡覺，你知不知道？」

阿吉當然知道弟弟在睡覺，就是因為知道，他才刻意這麼做。

「你還在給我笑！」媽媽滿是納悶地看著他，一旁的弟弟繼續啜泣著。「都是你把弟弟吵醒了，害我忙到一半的事情不能再做了。」媽媽愈是這麼說，阿吉愈是感到得意。

這回加上裘裘老師的抱怨，讓媽媽心頭亂紛紛的。「難道是因為弟弟出生，我陪伴阿吉的時間相對減少的關係嗎？這孩子以前真的不是這樣啊。」這是媽媽唯一的猜測。

孩子真的是變了，變得讓做媽媽的一頭霧水，感到心慌。老師說得沒錯，這問題繼續下去，不要說到大班了，她根本不敢想像這孩子以後會變成什麼模樣。

意中心理師說情障：對立反抗疾患

常聽到許多爸媽以及老師這麼說：「他是故意的！」「他就是故意惹我生氣。」「他是故意在那邊哭鬧發脾氣。」

面對孩子的故意行為，我常思考他要釋放的訊息會是什麼。**故意，不外乎孩子想透過這樣的行為模式，尋求我們對他的關心與注意，做出他所期待的反應。**

要降低故意行為，最快的方式就是了解孩子的實際需求，適時並主動地給予關注以及回應。

例如，面對家裡手足之間的爭寵，孩子認為父母偏心，把太多的注意力和心思放在另外一位手足身上。這時，如果我們在孩子的不適當行為還沒發生之前，適時地主動趨前給予關注，將有助於減少故意行為出現的可能。

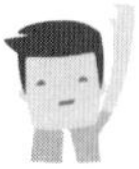

情緒行為障礙的輔導與教養祕訣

如何面對孩子持續透過激動、哭鬧和耍賴等方式，來尋求注意？

採取先發制人的方法

當你預期孩子在某種情形下，依然會如同以往地大聲哭喊、尖叫，那麼與其讓孩子先發脾氣，我們在後面苦苦追趕，倒不如我們**先發制人，把孩子可能發生的行為先一一說出來，有助於降低孩子情緒反應的強度。**

例如：「○○，你先想好，待會你是要放聲大哭，躺在地上鬧，或握拳揍我。你先想清楚，因為等一下媽媽還是會要求你把手機收起來。」

這方式適合運用在孩子能夠理解你話中有話時。

點出行為背後的目的

讓孩子實際了解，媽媽知道他的行為背後的目的。試著將他行為的目的、尋求關注的需求，清楚地反映給他知道。

例如：「媽媽知道你這麼哭鬧，其實是希望媽媽平時多關心你，多注意你，不要把時間都放在照顧妹妹上。」

期待的行為模式

我們不希望孩子透過哭鬧、激動的方式來尋求關注，那麼我們必須思考，自己期待他以什麼樣的作為來回應。比如，若期待孩子能夠好好地說服自己，我們就必須在日常生活中，和孩子一起好好演練「說服」。

冷靜不語的日常練習

孩子的掌控行為之所以達到效果、起作用，原因在於當孩子出現不適當行為時，大人往往立即給予回應。雖然，你可能表現出生氣、責罵或情緒激動，但也因為如此，很容易讓孩子發現你正受到他的影響。

除非孩子的行為有安全上的顧慮，或者破壞行為造成了危害，不然，最好的反應方式就是冷靜地看著他，不說話。這有些困難，卻是我們平時需要好好練習的基本功課。

先處理情緒，再處理原因

不要急著馬上找出原因，先讓孩子的情緒獲得處理，再等待適當時機，好好地與他溝通，以釐清原因。時間點的選擇，以孩子和自己的情緒皆緩和之後，同時家長的時間比較充裕的狀況下，再對話。

有時，孩子的抱怨內容很籠統、模糊，例如他可能反映：「我要你多注意我，多關心我。」那麼你可以試著探詢，他所期待的具體做法是什麼。

不請自來的尷尬抽搐

——妥瑞症，需要友善與細膩的對待

「你很討厭耶！幹麼學得那麼像。」

「哎呀，我又不是故意要學人家。」

「你知不知道這樣子做，阿勝會多尷尬。」

「你以為我想學啊？還不是因為他實在是太好笑了。每次他突然發出哇哇哇的聲音，我都會被他嚇到。」

「他又不是故意要這樣子。」

「我也不是要故意學他的。」

「你別鬧了好不好。」

「我哪有在鬧。好啦！好啦！反正我不學，別人也會學。誰教他老愛發出那些怪聲，做那些怪動作。」

聽著兩個同學為了模仿自己的事情在爭辯，阿勝不斷發出哇哇哇的聲音。每天要走進學校之前，他都非常緊張，擔心自己在學校會突然發出怪聲或哇哇的聲音。但他愈是去想不要這樣做，就愈容易發出怪聲。他知道每當自己緊張、焦慮、有壓力，或太疲憊、太興奮的時候，這些不自主的抽搐（tic）便常常不請自來。

阿勝根本不想要這樣。沒有人可以了解他的痛苦。單單不請自來的抽搐就讓他渾身不自在又難過，那種感覺有時就像被電到一般不舒服。每次只要這樣子的感覺出現，他就很難專心上課，情緒也變得非常不穩定，動不動就發怒、不耐煩。這一點也讓同學們不以為然，往往覺得是他自己愛發出怪聲、做出怪動作，幹麼自己又生氣。

阿勝心裡有苦，但說不出。

意中心理師說情障：妥瑞症

妥瑞症孩子主要的核心問題，在於不自主地抽搐。

這些抽搐是不規律、快速、突然出現與重複發生的，整個抽搐的動作或聲音的呈現，就如同你試著去念出「tic」這英文字般地快速、簡潔。

有些孩子會同時出現不自主抽搐的動作，以及一種或多種類型的聲音，例如眨眼、聳肩、擠眉弄眼、清喉嚨、發出怪聲等。**妥瑞症孩子的這些抽搐開始出現後，持續超過一年，且在十八歲前出現症狀。**

特別是當孩子疲倦、疲憊、過度興奮或壓力太大時，抽搐行為出現的頻率也會相對增加。同時，抽搐行為很容易誘發當事人易怒、不舒服的情緒，或妨礙專注力表現。

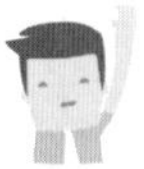

情緒行為障礙的輔導與教養祕訣

設身處地

演講中，談到同理心時，我常常問現場的聽眾：「你敢不敢這樣做？只要五分鐘就好：到便利商店，不斷發出怪聲音、怪動作和怪表情，對著櫃檯的服務人員說：『小姐，*$%#@^來杯City Coffee，不要加糖*$%#@^，不用續杯……』」

每回在演講現場這麼發問，我都很確定沒有人敢回答他敢，因為我們總覺得這樣擠眉弄眼、聳肩又搖頭晃腦地，發出*$%#@^的怪聲，會讓人家覺得自己很怪，很可笑。

由這個例子，我常試著讓聽眾去想：**你只要五分鐘就可以結束，但是對於妥瑞症孩子來講，他的抽搐困擾可能不只五分鐘，也許是五個小時、五個禮拜，甚至於五個月、五年。**

在這種情況下，我們可以試著去體會與感受，自己不願意去做出這樣的行為和舉動，但在生活中，有些孩子正為此受苦，承受這些不自主的抽搐所帶來的困擾。

當你試著站到這些孩子的立場想，就比較可以感受為什麼他們在踏進校門之前，會顯得非常焦慮、緊張和不安。

我常講：**同理好說，同理不好做，但是同理是一定要做的。**有時，我們需要陪伴在孩子身旁，去感受他的難熬經驗。沒有人天生愛這些不自主抽搐的困擾伴隨自己。或許這些聲音和怪動作可能對同學們的課堂學習造成干擾，但請提醒自己，這也非當事人所願。

面對大多數的人以不友善的眼光鄙視他，甚至於嘲笑、揶揄或嘲諷他，妥瑞症孩子心裡面的那種痛苦，實在不是旁人可以感受到的。

自然的微笑

我們是否可以試著敞開心胸，接納眼前的妥瑞症同學？發散你善意的眼神，露出你親切的微笑。面對妥瑞症同學擠眉弄眼、聳肩、發出*$%#@^的怪聲，你的反應愈自然愈好。就像你面對他戴著眼鏡，看見對方是雙眼皮、單眼皮或長了青春痘般自然。

你不會露出鄙視的眼神、厭惡的表情，且不會釋放出嘲笑的意味。妥瑞症同學將會感謝你。

看見妥瑞症孩子的眨眼動作，請別過度注意或介意。你愈是自然地面對他，他就愈有可能感到自在，心情較能舒緩，不自主的抽搐行為也會進而降低。

「面對」的勇氣

請記得，妥瑞症同學來到學校，來到人群面前，需要十足的勇氣。這樣的勇氣需要你友善的回應來支撐。許多人不敢去嘗試模仿抽搐的動作，這些孩子卻不得不去面對與體驗。每回在別人面前出糗，對於妥瑞症孩子來說，都是一次又一次生命的挑戰與磨練。請感受他的不適，感受他的委屈，感受他的情非得已。

關於「回家管教」的思考與處置
——是解決問題，或製造了另一個問題？

明揚又在班上惹事了。

「不會吧！這次又要讓我們帶回家，那他上課怎麼辦？很多進度都落後了。更何況我和他爸爸都得上班，待在家裡沒有人照顧，怎麼辦？難道我要請假嗎？」媽媽對話筒另一頭的導師說。

導師也很無奈，「沒辦法，這是學校的例行規定。誰教明揚又在學校動手打人，而且這次把對方打得不輕，家長要求學校一定得做處置。你也知道對方家長是可以提告的。」

媽媽雖然可以理解這樣的情況，還是有疑惑，「難道學校輔導室或學務處不能先處理嗎？」

導師很肯定地回應，「學校的立場就是這樣。何況我們班上還有其他學生受教的權益需要考量，如果讓他繼續留在教室裡，那其他人的課就不用上了。」

媽媽也很想問明揚的權益，只是自己的孩子理虧，只好把想法壓抑在心裡。

「可是像這樣一直要求我們把明揚帶回家，也不是辦法吧。如果帶回家管教有用，也不會一而再地發生這些事情了。」

「關於這點，我真的需要說一些公道話。事情一再發生，多少也在告訴我們明揚的狀況真的不是很輕微。所以學校輔導室也請我轉達，是不是請爸媽帶他回去醫院就診。」導師這回說話的語氣強硬了些。

媽媽很無奈，但又不知道該如何爭取孩子的權益。她總覺得學校這種做法是「眼不見為淨」，只是把問題拋回來而已，似乎沒有解決任何狀況。

媽媽始終搞不清楚，為什麼明揚在學校要動手打人。難道這孩子沒有其他解決問題的能力？這一點，也令她感到非常困惑。

意中心理師說情障：回家管教

當老師面對孩子歇斯底里的強烈情緒，在教學現場是一項非常大的挑戰。同時，也使老師處於一種受威脅的狀態，不知道眼前這孩子在什麼情況下，又會出現什麼傷害性的舉動。

孩子在學校，可能會因為和老師、同學之間起衝突，而出現一些危險動作，因此在國、高中，常常會有一種管教措施，就是「帶回家管教」[註2]。

從學校的立場來講，基於安全性的考量，以及老師班級經營上的順暢，當教學因學生的情緒行為等問題而停擺時，如果當事人持續待在學校會影響到其他同學的上課權益，甚至於安危，便會採取請家長帶回家管教的處理，暫時先化解問題。

對於許多父母來講，這是非常頭痛的一件事情。

情緒行為障礙的輔導與教養祕訣

關於「回家管教」的思考

讓我們來重新思考：

讓孩子離開教學現場，我們的考量到底是什麼？這麼做，是否有真正解決了問題？例如，孩子可以利用離開學校的這段期間，回到醫療機構接受相關的治療；或者返回家裡，讓當事人的情緒先緩和，以避免他待在學校，繼續產生不可逆的反應。

如果不帶回家管教，那孩子可以去什麼地方？孩子是否該待在輔導室、學務處或資源班？

若考慮待在學校，那麼，由誰來陪伴？學校的老師可能沒有那麼多時間與人力陪伴。老師的顧慮是：假如孩子不回家，一旦出現問題，由誰來解決？誰來負責？

註2：《學校訂定教師輔導與管教學生辦法注意事項》：
二十三、教師之強制措施
學生有下列行為，非立即對學生身體施加強制力，不能制止、排除或預防危害者，教師得採取必要之強制措施：
（一）攻擊教師或他人，毀損公物或他人物品，或有攻擊、毀損行為之虞時。
（二）自殺、自傷，或有自殺、自傷之虞時。
（三）有其他現行危害校園安全或個人生命、身體、自由或財產之行為或事實狀況。
二十六、學生獎懲委員會之特殊管教措施
（前略）
學生交由監護權人帶回管教，每次以五日為限，並應於事前進行家訪，或與監護權人面談，以評估其效果。交由監護權人帶回管教期間，學校應與學生保持聯繫，繼續予以適當之輔導；必要時，學校得終止交由監護權人帶回管教之處置；交由監護權人帶回管教結束後，得視需要予以補課。

另一方面，把孩子帶回家管教，如果父母都需要工作，那麼由誰來陪伴孩子？讓孩子回家，問題是否就因此解決了呢？

因禍得福嗎？

有些孩子巴不得有狀況就回家，可以不用上課。更何況，不需要記曠課或請假，對他來說是賺到了，何樂而不為。

我們必須思考：把孩子帶回家管教，真正的用意是解決問題，還是製造了另外一個問題？是否讓孩子的問題行為模式更加被強化？

的確，家長一定有應該負的責任，或許未來考量由家長帶回家管教時，在討論上，可以更仔細與周延。

除了回家之外的考量

與其要孩子回家，或許可以請家長先來學校陪同。只不過，校方不能直接要求家長到校陪伴，因為並沒有相關規定強迫家長一定得陪同孩子。必要時，也可以透過教師助理員來陪伴、協助孩子。

親師之間，最怕聽見的話

——彼此伸出橄欖枝，攜手陪伴孩子

在校園服務過程中，我留意到，老師的某些反應往往會讓聽者（家長）感到無奈，並且害怕聽到那些話。

這些是家長害怕聽到的話：

1. 我怎麼可能有那麼多時間？
2. 這是資源班老師的事！
3. 我們班上學生那麼多！
4. 這樣對其他學生不公平！

5.他應該要去看醫生！
6.他這種情況應該要吃藥！
7.你們不能這樣教孩子！
8.我沒有辦法！
9.他應該要去讀特教班！

這些話的背後，多少在傳遞一個訊息：雖然你們不斷告訴我，這孩子有多少的特教需求要受到幫助，但我只想告訴你們：「我的時間、心力和能力就是這樣，別期待我增加額外的負擔或工作量。」

這些話，也讓我擔憂眼前的老師面對教室裡的特殊需求學生，特別是情緒行為障礙孩子，可能無所作為，不想有任何改變。

同樣的情況，對於老師來講，有時家長的回應也讓自己在教學上，感到使不上力。縱使自己想對眼前的特殊孩子提供協助，但是，當遇到不是很積極的家長，也只能眼睜睜地看著孩子的狀況停擺，問題愈來愈惡化。

這些是老師害怕聽到的話：

1. 這是你們老師要做的事情！
2. 我很忙，隨便你怎麼處理！
3. 我管不動他了！
4. 我沒辦法！
5. 你不用跟我說這些！
6. 老師，我覺得這是你帶班的問題！
7. 他在家裡沒有這些問題！
8. 以前的老師也沒有反映過！
9. 安親班老師說我的孩子在那邊很好！
10. 醫生說我的孩子沒問題！
11. 都是〇〇〇同學影響我的孩子！
12. 我想這是你個人的情緒問題！
13. 老師，你結婚了嗎？
14. 老師，你有小孩嗎？
15. 老師，我看你應該剛從學校畢業吧！

16. 老師，你教書幾年了？
17. 我們本來想要給○○○老師帶的！

這些內容反映了家長在教養上，存在的無力、無奈、無所謂或無所作為。然而，面對眼前孩子的問題，並非只是單方面由學校老師或相關輔導、特教系統付出，就能應付的。

特別是當關係最切身的家長缺乏改變的意願與動機，來協助自己的孩子，這對於老師們來說，真的是情何以堪。

意中心理師說情障：親師溝通

在許多特教研習場合裡，我總是強調，希望相關老師與家長能夠更進一步地了解，眼前特殊需求的孩子到底是怎麼一回事。慢慢地，透過認識與了解，而拉近親、師、生之間的關係。

必須很現實地說，當班上有情緒行為障礙的孩子，對於老師、學生以及家長來講，都是一種極大的挑戰。

我一直很佩服第一線的班級老師，在課堂上，除了進行教學之外，還得面對情緒行為障礙的孩子對於課堂教學、節奏和秩序，可能造成中斷。

我深信，當第一線老師對情緒行為障礙學生更有了解，家長也同時提供應有的支持與合作，這時受惠最大的會是我們的孩子——有特殊需求而需要協助的孩子。

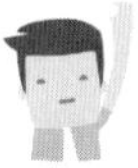

情緒行為障礙的輔導與教養祕訣

殘酷的教學現實

我們能夠幫上什麼忙？

許多老師面對情緒行為障礙的孩子，往往顯得不知所措，不知道自己能夠對這些孩子幫上什麼忙。甚至於認為自己的專業沒有辦法處理情緒行為障礙的孩子，因此對孩子在教室裡的行為問題，往往自認為束手無策。

特別是情障孩子的異質性，使得第一線老師面對這些孩子的時候，顯得捉襟見肘，往往受困於對這些孩子身心特質的陌生，造成在互動以及應對上，互踩地雷。

課堂上，當這些衝突產生的時候，立即受影響的就是老師的教學。因此，當老師的教學被中斷，除了老師立即感受到時間的壓迫感，和教學現場的掌握受到威脅之外，不知道該如何是好的壓力，以及班級裡其他學生的反應、同學們與特殊學生之間的衝突等，都使得第一線的老師不知道該如何因應。

消極因應的無形代價

殘酷的衝突狀況，讓老師浮現一種消極的態度，索性不去解決眼前的問題，或者直接順從孩子的一些情緒行為反應。

比如：「孩子不上課，那我就不去要求他，反正課業成績低落，是孩子必須承擔的，或者是家長要煩惱的。遇到孩子在課堂上咆哮，不理會我，總之我就繼續上我的課，他要咆哮，那就是他的事情了。」

或者：「要是孩子動不動就離開教室，我繼續上我的課，失去受教育權益是他的事情。只要在安全範圍內，孩子還在學校裡，我們做老師的就不用去操心。」

或是這麼想：「孩子在教室裡不說話，我可沒那麼多耐心慢慢等，頂多就是上課時不問他，既然他不想說，我也不強迫他，彼此就找到一個相處的平衡點，我不需要給自己徒增麻煩。在課堂上，我沒有那麼多時間去等待他開口回應。」

對於孩子來講，老師的不理解形成一股壓力。在教室裡，他需要去面對別人如何解讀自己的情緒行為狀態；而當與同學之間的互動出現疏離、衝突，他不知道該如何是好的情況下，最後很容易拒絕到學校上課。

對於同學來說，教室裡像有一顆不定時炸彈，不知道眼前這個同學什麼時候會突然歇斯底里或發脾氣，在這種情況下，索性大家就採取一種自我保護的狀態，維持遠距離，免得自己遭殃。

至於家長，由於孩子在教室裡的學習停擺或出現情緒行為問題，而不時受到老師的電話召喚，面對這種情況，家長也不知道該如何是好。

這很容易導致親、師、生之間的衝突，一波、一波又一波地發生。如此，反而讓老師的班級經營更加陷入困境，親、師、生陷入三輸的局面。

開啟親、師、生溝通的良性對話

在親師溝通上，由於各自的角色、立場，以及所面對的情境不盡相同，因此，在對話過程中會激盪出各種不同的意見衝突，這點很自然。

親師溝通的目的，不外乎是以孩子享有合理的受教權益、讓班級經營與教學順利進行為最優先考量，親師彼此取得最大的合作、默契與共識。

在這裡，我想說的是，若一個老師有意願去了解孩子的身心特質，那真的是很難能可貴的事。

甚至如果老師願意針對自己的教學方式，做一些調整或改變，孩子和家長都會感謝你。

國家圖書館預行編目資料

陪伴孩子的情緒行為障礙／王意中著. --初版. --臺北市：寶瓶文化, 2019.4, 面； 公分. --(Catcher；96)
ISBN 978-986-406-154-9(平裝)
1.情緒障礙兒童 2.親職教育

415.989 108003812

Catcher 96

陪伴孩子的情緒行為障礙

作者／王意中 臨床心理師

發行人／張寶琴
社長兼總編輯／朱亞君
副總編輯／張純玲
主編／丁慧瑋
編輯／林婕伃・李祉萱
美術主編／林慧雯
校對／丁慧瑋・陳佩伶・劉素芬・王意中
營銷部主任／林歆婕 業務專員／林裕翔 企劃專員／顏靖玟
財務／莊玉萍
出版者／寶瓶文化事業股份有限公司
地址／台北市110信義區基隆路一段180號8樓
電話／(02)27494988 傳真／(02)27495072
郵政劃撥／19446403 寶瓶文化事業股份有限公司
印刷廠／世和印製企業有限公司
總經銷／大和書報圖書股份有限公司 電話／(02)89902588
地址／新北市五股工業區五工五路2號 傳真／(02)22997900
E-mail／aquarius@udngroup.com

著作完成日期／二〇一九年二月
初版一刷日期／二〇一九年四月二十九日
初版十二刷日期／二〇二四年八月二十一日
ISBN／978-986-406-154-9
定價／三三〇元

AQUARIUS 寶瓶 文化事業

愛書人卡

感謝您熱心的為我們填寫，
對您的意見，我們會認真的加以參考，
希望寶瓶文化推出的每一本書，都能得到您的肯定與永遠的支持。

系列：Catcher 96　**書名：陪伴孩子的情緒行為障礙**

1.姓名：＿＿＿＿＿＿　性別：□男　□女

2.生日：＿＿年＿＿月＿＿日

3.教育程度：□大學以上　□大學　□專科　□高中、高職　□高中職以下

4.職業：＿＿＿＿＿＿

5.聯絡地址：＿＿＿＿＿＿＿＿＿＿＿＿＿＿＿＿

聯絡電話：＿＿＿＿＿＿　手機：＿＿＿＿＿＿

6.E-mail信箱：＿＿＿＿＿＿＿＿＿＿

□同意　□不同意　免費獲得寶瓶文化叢書訊息

7.購買日期：＿＿ 年 ＿＿ 月 ＿＿日

8.您得知本書的管道：□報紙／雜誌　□電視／電台　□親友介紹　□逛書店　□網路　□傳單／海報　□廣告　□其他

9.您在哪裡買到本書：□書店，店名＿＿＿＿＿＿　□劃撥　□現場活動　□贈書

□網路購書，網站名稱：＿＿＿＿＿＿　□其他＿＿＿＿＿＿

10.對本書的建議：（請填代號　1.滿意　2.尚可　3.再改進，請提供意見）

內容：＿＿＿＿＿＿＿＿

封面：＿＿＿＿＿＿＿＿

編排：＿＿＿＿＿＿＿＿

其他：＿＿＿＿＿＿＿＿

綜合意見：＿＿＿＿＿＿＿＿＿＿＿＿＿＿＿＿＿＿＿＿

11.希望我們未來出版哪一類的書籍：＿＿＿＿＿＿＿＿＿＿＿＿

讓文字與書寫的聲音大鳴大放

寶瓶文化事業股份有限公司

（請沿此虛線剪下）

廣 告 回 函
北區郵政管理局登記
證北台字15345號
免貼郵票

寶瓶文化事業股份有限公司 收

110台北市信義區基隆路一段180號8樓

8F,180 KEELUNG RD.,SEC.1,

TAIPEI.(110)TAIWAN R.O.C.

（請沿虛線對折後寄回，或傳真至02-27495072。謝謝）